Für alle, die mehr wissen wollen:

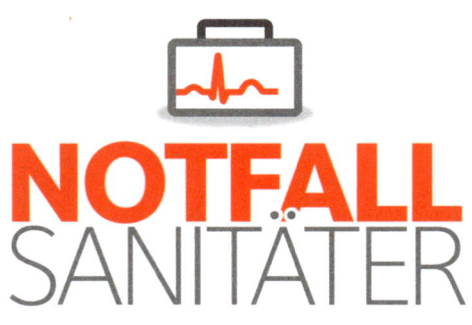

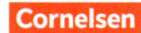

Notfallsanitäter
Lehrbuch für den Rettungsdienst

978-3-06-451000-5

Walking und mehr – Schritt für Schritt zur Fitness

Autoren:
Klaus Bös, Michael Tiemann, Walter Brehm & Petra Mommert-Jauch
unter Mitarbeit von
Sven Dietrich, Willi Fromme, Thomas Kräutle, Anna Röhrich & Michelle Steinbach

Kontaktadressen:
Prof. Dr. Klaus Bös, Institut für Sport und Sportwissenschaft,
Universität Karlsruhe, Kaiserstr. 12, 76128 Karlsruhe

Dr. Michael Tiemann, AOK Westfalen-Lippe,
Nortkirchenstr. 103-105, 44263 Dortmund

Prof. Dr. Walter Brehm, Institut für Sport und Sportwissenschaft,
Universität Bayreuth, Universitätsstr. 30, 95447 Bayreuth

Dr. Petra Mommert-Jauch, Deutsches Walking-Institut,
Luisenstr. 4, 78073 Bad Dürrheim

Die in dieser Buchreihe erscheinenden Kursmanuale wurden vom wissenschaftlichen Beirat für Gesundheitssport des Deutschen Turner-Bundes überprüft und begutachtet.

Die Programme sind an den Kernzielen von Gesundheitssport orientiert, auf spezielle Zielgruppen zugeschnitten, praktisch erprobt und auf positive gesundheitliche Wirkungen überprüft.

Klaus Bös, Michael Tiemann, Walter Brehm & Petra Mommert-Jauch

Walking und mehr – Schritt für Schritt zur Fitness

Kursmanual

Meyer & Meyer Verlag

Walking und mehr – Schritt für Schritt zur Fitness

Bibliografische Information Der Deutschen Bibliothek
Die Deutsche Bibliothek verzeichnet diese Publikation in der Deutschen
Nationalbibliografie; detaillierte bibliografische Daten sind im Internet über
http://dnb.ddb.de abrufbar.

© 2004 by Meyer & Meyer Verlag, Aachen
2. Auflage, 2006
Adelaide, Auckland, Budapest, Graz, Johannesburg, Miami,
Olten (CH), Oxford, Singapore, Toronto
Member of the World
Sportpublishers' Association (WSPA)
Druck: Finidr, s. r. o., Český Těšín
ISBN-10: 3-89124-996-9
ISBN-13: 978-3-89124-996-3
E-Mail: verlag@m-m-sports.com

INHALT

VORWORT

Der Deutsche Turner-Bund (DTB) als Fachverband für Gesundheitssport hat sich als Schrittmacher in Fragen der Qualitätssicherung etabliert und ist bzw. bleibt somit der erste Ansprechpartner für hochwertige, qualitätsgesicherte Gesundheitssportprogramme im Verein. Der DTB hat sich zum Ziel gesetzt, den Übungsleitern und Vereinen vor allem solche Kursprogramme anzubieten, die konsequent an den Kernzielen von Gesundheitssport orientiert und auf ihre Wirksamkeit hin überprüft sind.

Hierzu hat der DTB unter anderem einen wissenschaftlichen Beirat für Gesundheitssport eingerichtet, dem führende Persönlichkeiten aus der Sportwissenschaft und dem Public Health-Bereich angehören. Zentrale Aufgaben dieses Beirates sind:

- Qualitätskriterien zu entwickeln, die Gesundheitssportprogramme erfüllen müssen,
- ausgewählte Programme zu sichten und zu überprüfen und
- den DTB bei der Entwicklung, Durchführung und Qualitätssicherung von Gesundheitssportprogrammen zu beraten.

Dem wissenschaftlichen Beirat für Gesundheitssport im DTB gehören an:

Prof. Dr. Klaus Bös
(Universität Karlsruhe)
Prof. Dr. Walter Brehm
(Universität Bayreuth)
Dr. Karin Fehres
(Vizepräsidentin des DTB)
Prof. Dr. Iris Pahmeier
(Universität Vechta)
Dr. Hans-Joachim Schulke
(Universität Bremen)
Dr. Michael Tiemann
(DTB-Beauftragter Gesundheitssport)
Prof. Dr. Jürgen von Troschke
(Universität Freiburg)

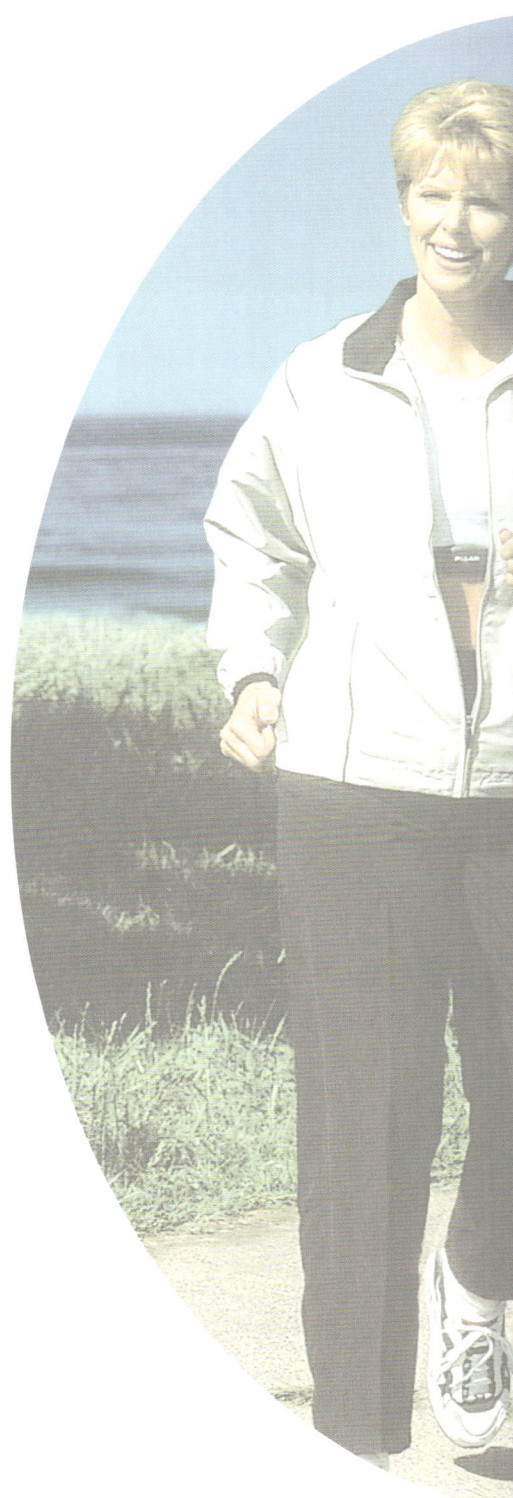

Im Zuge der Diskussion um Qualitäts-standards in Prävention und Gesund-heitsförderung wird in zunehmendem Maße die Forderung erhoben, auch für den Bereich des Gesundheitssports und für Gesundheitssportprogramme ver-bindliche Qualitätskriterien festzulegen. In diesem Kontext sind insbesondere von der Kommission Gesundheit der Deut-schen Vereinigung für Sportwissenschaft (dvs) Qualitäten und Kernziele für Gesundheitssportprogramme erarbeitet worden, die inzwischen weite Anerken-nung gefunden haben. Ferner haben auch die Spitzenverbände der Kranken-kassen, die mit der Neufassung des § 20 Sozialgesetzbuch V durch das Gesund-heitsreformgesetz 2000 wieder einen erweiterten Handlungsrahmen in der Pri-märprävention erhalten haben, in einem Leitfaden Qualitätsstandards für primär-präventive und gesundheitsfördernde Maßnahmen festgelegt. Der DTB hat die-se Bestrebungen zur Qualitätsverbesse-rung und -sicherung von Anfang an unterstützt und aktiv mitgestaltet:

- Bereits im Jahr 2001 wurden die wis-senschaftlich abgesicherten Program-me „**Rücken-Fit**" und „**Cardio-Fit**" in das Fortbildungsangebot der Akade-mie vor Ort des DTB aufgenommen und die Programme in vielen Vereinen durchgeführt.
- Mit „**Gesund und Fit**" wird seit dem Jahr 2003 ein weiteres wissenschaftlich evaluiertes Gesundheitssportprogramm umgesetzt.

Das hier vorliegende Kursmanual „**Walking und mehr - Schritt für Schritt zur Fitness**", das in Zusammenarbeit mit dem Deutschen Walking-Institut (DWI)

und der AOK Westfalen-Lippe entwickelt wurde, ist der erste Band einer neuen Buchreihe, in der künftig weitere quali-tätsgesicherte Gesundheitssportpro-gramme veröffentlicht werden. „Walking und mehr" richtet sich in erster Linie an Kursleiter und beinhaltet alle notwendi-gen Informationen für die Durchführung dieses 12 Einheiten umfassenden Pro-gramms. Mit seinen vielen grundlegen-den Informationen ist dieses Manual darüber hinaus auch eine wertvolle Handlungsanleitung für alle Walkerinnen und Walker.

Die mit dem Programm „Walking und mehr" startende Buchreihe ist Ausdruck und logische Fortsetzung der Aktivitäten des DTB auf dem Gebiet des Gesund-heitssports. Die Übungsleiter in den Ver-einen erhalten mit den in dieser Reihe erscheinenden Manualen Programme an die Hand, die den hohen Anforderungen an Gesundheitssportprogramme genü-gen und die somit grundsätzlich auch für eine Unterstützung durch Kostenträger infrage kommen. Aus diesem Grund erkennen viele Ersatzkassen (z. B. BEK, DAK, GEK, TKK) sowie zahlreiche AOKs und BKKs die evaluierten Programme des DTB bereits an.

Wir wünschen den Kursleiterinnen und Kursleitern viel Erfolg und den Teilneh-merinnen und Teilnehmern an diesem neuen Programm viel Spaß.

Dr. Karin Fehres
Vizepräsidentin des DTB

EINFÜHRUNG

1.1 Ausdauertraining – Schritte zur Gesundheit

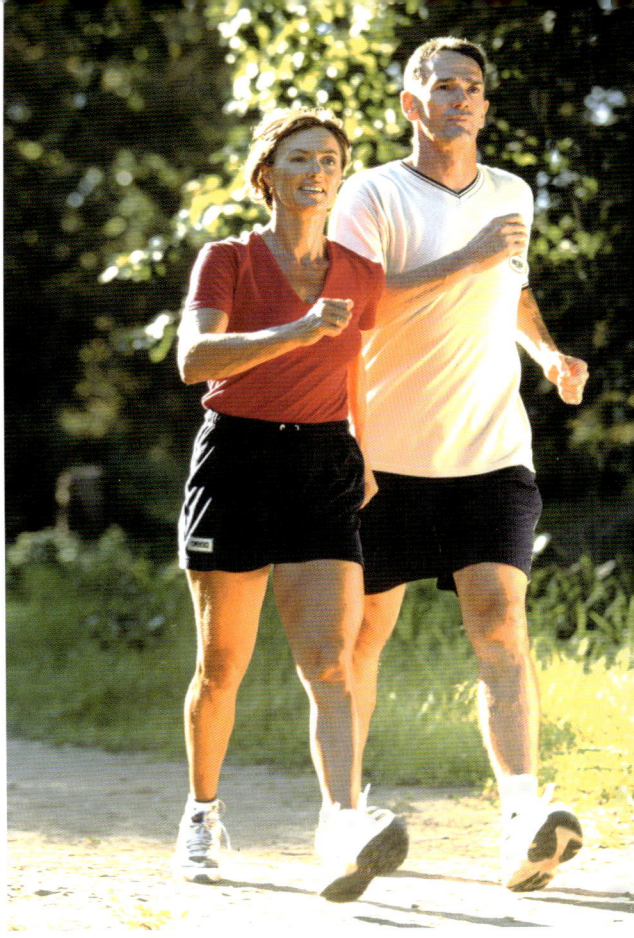

Die positiven Wirkungen von Ausdauertraining für Fitnessförderung, Prävention und Rehabilitation sind umfassend untersucht und ausgezeichnet belegt (Berg, 1998; Hollmann & Hettinger, 1990; Niesten-Dietrich, 1992).

Der empirische Nachweis erfolgte dabei sowohl in groß angelegten epidemiologischen Studien (Oja, 1995; Paffenbarger, Hyde, Wing, Lee, Jung & Kampert, 1993), in experimentellen Arbeiten (vgl. im Überblick Berg, 1998) und auch zusammenfassend in Metaanalysen (Schlicht, 1995; Knoll, 1997).

Aus physiologischer Sicht lassen sich dabei *metabolische* Adaptationen, *kardiovaskuläre* Adaptationen und *endokrinologische* Adaptationen unterscheiden.

In einer Reihe von neueren Arbeiten wird zunehmend auf die günstigen psychosozialen Wirkungen ausdauerorientierten Trainings hingewiesen (Brehm, 1998b; Schlicht, 1995). Die positiven Auswirkungen von Ausdauertraining auf Hypertonie, Adipositas, Diabetes mellitus, Selbstkonzept und Selbstwirksamkeit sowie Ängstlichkeit und Stress waren und sind Gegenstand wissenschaftlicher Arbeiten und gelten ebenfalls als empirisch gesichert (zusammenfassend Bös & Brehm, 1998; Bouchard, Shephard, Stephens, Sutton, & Mc Pherson, 1990; Bouchard et al., 1994; Hollmann & Hettinger, 1990). Je nach Gesundheitsverständnis wurde dabei aus pathologischer Sicht eher die Reduktion der Risikofaktoren oder aus salutogenetischer Sicht die Stärkung der Schutzfaktoren beleuchtet.

Für die ideale Ausdauertrainingsform gilt in hohem Maße das Prinzip der individuellen Passung, d. h., Ausdauertraining ist vor allem dann gesundheitsprotektiv und präventiv sowie rehabilitativ wirksam, wenn es an die individuellen Voraussetzungen angepasst ist, wenn es in das Lebensstilkonzept und zu den Vorerfahrungen passt und wenn es mit Spaß und mit Freude betrieben wird.

Diese psychosozialen Kriterien gilt es, künftig stärker zu beachten, gerade vor dem Hintergrund, dass weit über die Hälfte von Sporteinsteigern und Wiederbeginnern ihre Aktivität innerhalb der ersten vier Aktivitätswochen wieder einstellt (Morgan, 1987; Pahmeier, 1998). Das Wichtigste am Sport ist aber, diesen regelmäßig zu betreiben. Dies gilt verstärkt für das Ausdauertraining, dessen positive Adaptationen in relativ kurzer Zeit wieder abgebaut werden.

1.2 Walking – eine ideale Einsteigersportart

Den idealen Ausdauersport gibt es nicht. Je nach Können, Vorerfahrungen und Neigungen bietet Rad fahren, Schwimmen, Joggen oder Ergometertraining die ideale Ausdauertrainingsform. In jüngerer Zeit wird Walking immer beliebter.

Walking ist eine „sanfte", aber dennoch äußerst effektive und gesundheitswirksame Sportart. Walking heißt forciertes Gehen mit Armeinsatz, aber ohne das typische „Hüftwackeln" der Wettkampfsportart „Gehen". Immer mehr Menschen haben inzwischen schon das Walking erlernt und walken mit Begeisterung.

Walking eignet sich besonders als Einstiegssportart für Untrainierte, Übergewichtige und als neue Sportart für „ältere" Personen, die etwas für ihr körperliches Wohlbefinden tun wollen. Walking kommt auch als Familiensport in Frage.

Da die Belastung für Gelenke, Sehnen, Bänder und die Wirbelsäule wesentlich geringer als beim Jogging ist, erzielt Walking auch in der Rehabilitation hervorragende Wirkungen und ist für Rheumapatienten in exzellenter Weise geeignet.
Der Bewegungsablauf des Walkings muss nicht in langwierigen Trainingsprozessen erlernt werden. Er ist bereits fest in unser tägliches Leben integriert. Nur einige wenige Punkte sind bei der korrekten Walking-Technik zu beachten.

Walking bildet damit für viele Menschen die ideale Ausdauersportart zum Einstieg in eine sanfte körperliche Beanspruchung. Walking lässt sich so dosieren, dass es sich sowohl für Einsteiger, Senioren und

Menschen mit gesundheitlichen Risiken als auch für fitnessambitionierte Männer und Frauen eignet.

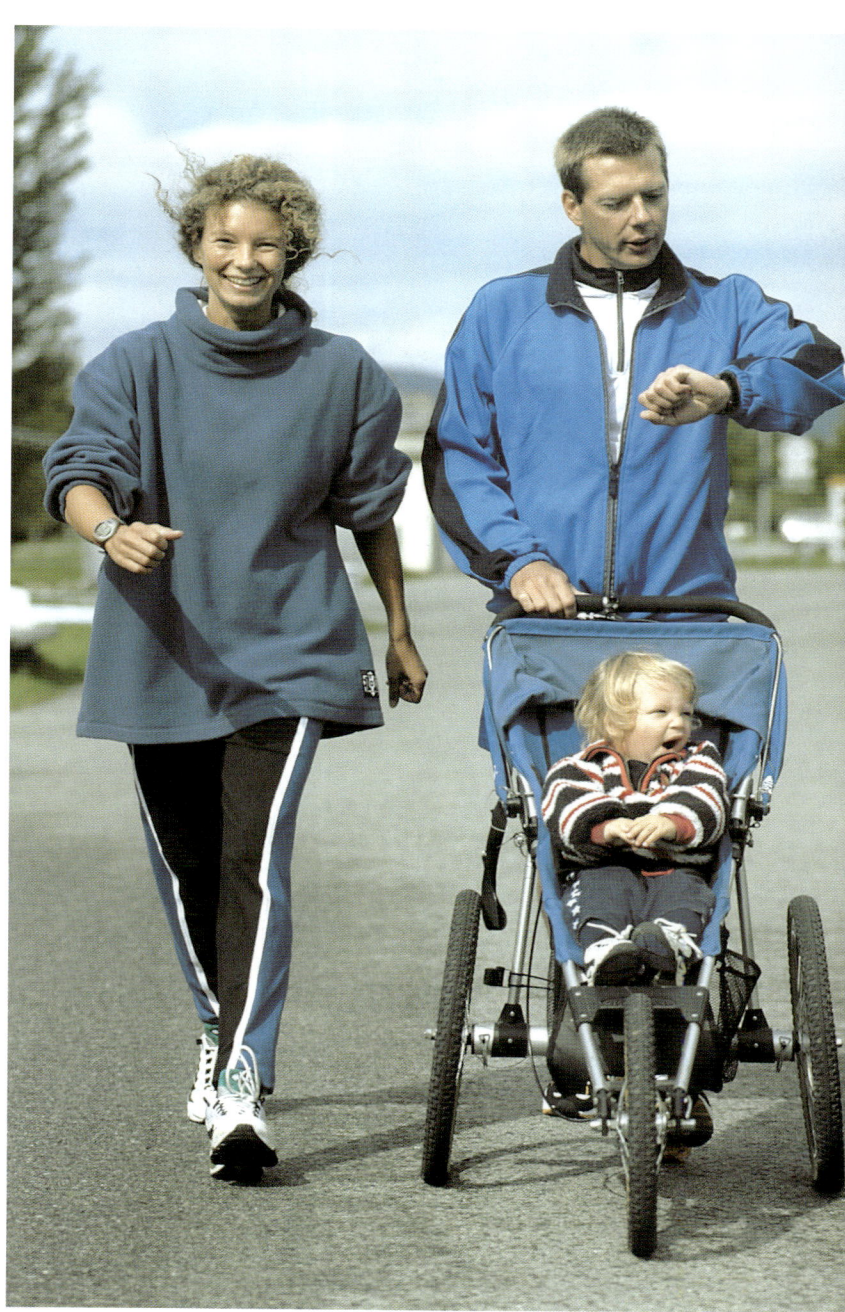

1.3 Hinweise zum Kursprogramm „Walking und mehr – Schritt für Schritt zur Fitness"

Das Kursprogramm „Walking und mehr – Schritt für Schritt zur Fitness" besteht aus 12 je 90-minütigen Einheiten.

Es ist als Einstiegsprogramm konzipiert, das sich an den „FITT-Empfehlungen" für Personen mit einem bewegungsarmen Lebensstil orientiert (Brehm, Sygusch et al., 2001).

Für Fortgeschrittene und Könner enthält das Manual Dosierungshinweise, wie die Belastung gesteigert werden kann.

Die einzelnen Kurseinheiten des Walking-Programms sind jeweils in sieben Sequenzen strukturiert:

1 Einstieg,
2 Einstimmung/Erwärmung,
3 Ausdauer/Walking,
4 Kraft/Dehnfähigkeit,
5 Entspannung,
6 Erfahrungsaustausch/Gespräch und
7 Information.

Die einzelnen Sequenzen können sich dabei überschneiden und sind weniger ein starres Raster als vielmehr eine didaktisch-methodische Orientierungshilfe. Da die Inhalte der Informationssequenz

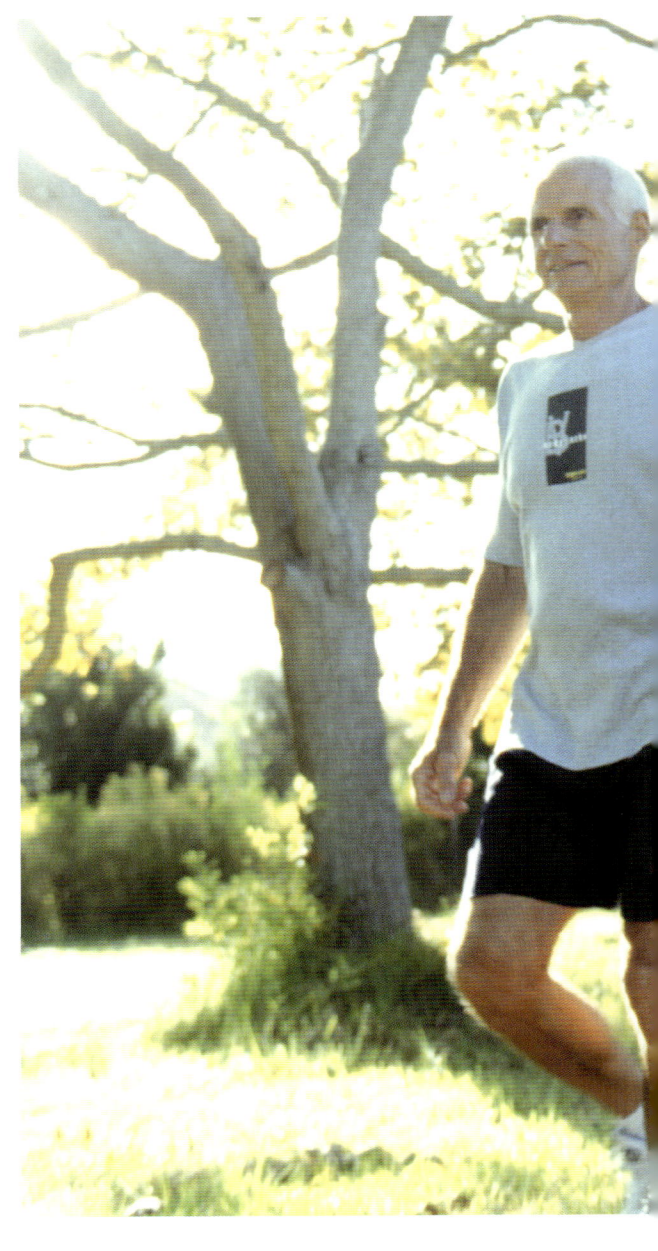

FITT-Empfehlungen für Einsteiger:		
F	FREQUENCY	1 x die Woche
I	INTENSITY	moderate Belastung (Borg-Skala 11-14)
T	TIME	90 Minuten
T	TYPE OF EXERCISE	sieben Sequenzen-Interventionen

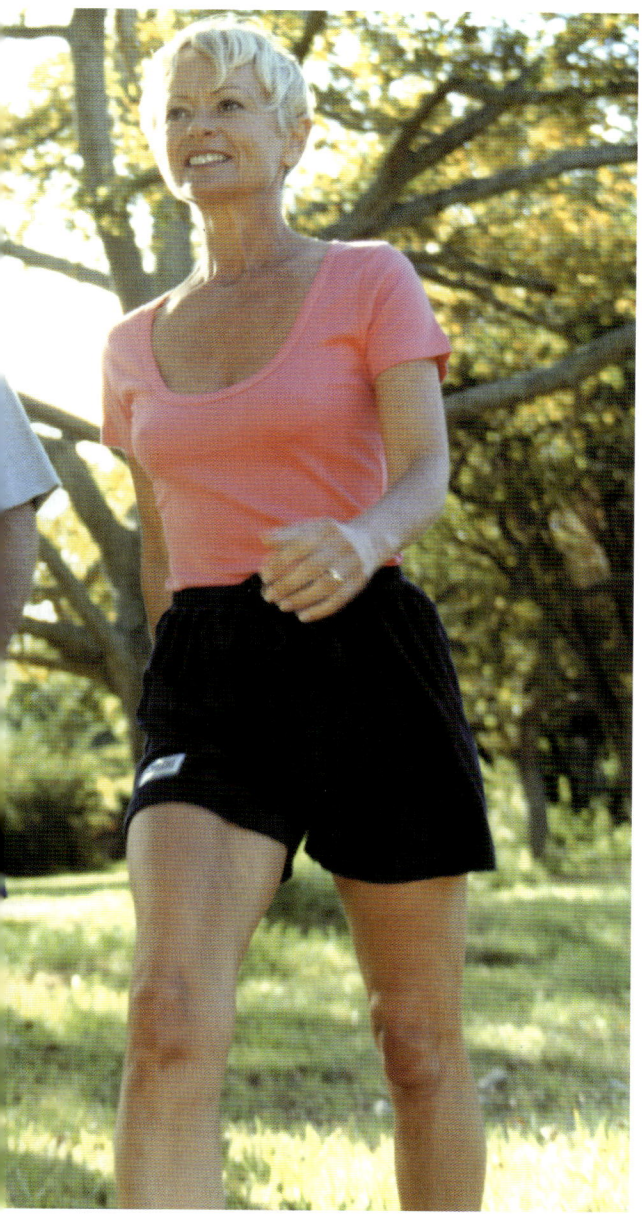

immer mit konkretem Erleben und praktischen Erfahrungen verbunden werden, werden sie an unterschiedlichen Stellen in den Einheiten platziert.

Der Aufbau des Programms erfolgt unter Berücksichtigung einer häufig langen Zeit der Sportabstinenz und eines in der Regel geringen körperlichen Ausgangsleistungsniveaus. Die Kursteilnehmer werden deshalb langsam an körperliche Belastungen herangeführt. Im Laufe des Programms wird ein Repertoire an Handlungskompetenz und Handlungswissen vermittelt, das die Teilnehmer befähigt, auch selbstständig gesundheitsfördernd zu walken und gesundheitssportliche Aktivitäten, über das Kursprogramm hinaus, zu betreiben.

Dem Programm (Kap. 4) vorangestellt werden die von Brehm und Bös erarbeiteten Grundlagen und Qualitätskriterien zum Gesundheitssport (Kap. 2) sowie Hinweise zu den Sequenzen der einzelnen Kurseinheiten (Kap. 3). Die von Mommert-Jauch und Tiemann konzipierten Hinweise zur Gestaltung der Kurseinheiten (Kap. 4 und 5) sowie Literatur und Anhang runden das Kursmanual ab.

GESUNDHEITSSPORT: GRUNDLAGEN UND QUALITÄTSKRITERIEN

2.1 Sportliche Aktivität und Gesundheit – eine nicht unproblematische Beziehung

Bei Befragungen von sportlich Aktiven wird *Gesundheit* durchgängig als eines der Hauptmotive benannt. Aber auch sportlich Inaktive geben mehrheitlich an, dass sie eigentlich Sport treiben sollten, um damit etwas für ihre Gesundheit zu tun. Schließlich gehört *Gesundheit* zu den zentralen Begründungen für die gesellschaftliche Förderung von sportlichen Aktivitäten, sei es als verpflichtender Bestandteil des Schulsports oder als steuerfreies Angebot von Sportvereinen.

Allerdings ist nicht jede sportliche Aktivität gleichermaßen gesund. Gesundheit stellt jedenfalls kein primäres Ziel für die wettkampfzentrierten Sportarten dar, die sich in die Tradition der etwa in der Mitte des 19. Jahrhunderts in England entstandenen *Sports* einordnen lassen – also z. B. Fußball, Handball, Tennis, Leichtathletik, Gerätturnen. Zentrales Merkmal dieser *Sports* ist der Leistungsvergleich im Wettkampf. Für die bestmögliche Leistung im Wettkampf oder auch für den Rekord werden u. a. Verletzungen oder Trainingsbelastungen, die zu gesundheitlichen Schädigungen führen können, bewusst in Kauf genommen. Eine primäre Gesundheitsorientierung würde den Wettkampfsport um wesentliche Sinnperspektiven ärmer machen.

Trotzdem kann auch die auf die Idee des Wettkampfs zentrierte sportliche Aktivität unter bestimmten Bedingungen, im Hinblick auf spezifische Gesundheitsaspekte, für bestimmte Personen „gesund" sein. Dies gilt für das Kind, das in seiner Wettkampfmannschaft „soziale Einbindung" erlebt; dies gilt für den Jugendlichen während der Pubertät, der durch Training und Wettkampf einen „positiven Bezug zu seinen neuen Körperproportionen" entwickelt; dies gilt für die erwachsene Tennisspielerin, für die die beim Match erlebte „Spannung" eine wichtige Quelle ihres Wohlbefindens darstellt; dies gilt für jene jugendlichen und erwachsenen Aktiven, die in einem gut aufgebauten wöchentlichen Training systematisch ihre Ausdauer, ihre Kraft und ihre Beweglichkeit trainieren und damit ihren Körper an entsprechende Belastungen anpassen.

Solche systematischen Belastungen bilden das zentrale Ziel jener sportlichen Aktivitäten, die sich in die Tradition der „Gymnastik" einordnen lassen. U. a. sollen die Übungen der Gymnastik die Ausbildung der körperlichen Fähigkeiten und damit die Fitness begünstigen – weitergehend aber auch das Wohlbefinden sowie die Figur bzw. das Aussehen. Als moderne Ausprägungsformen gymnastischer Übungen haben Fitness- und Wellnessaktivitäten unter den vielfältigsten Bezeichnungen bei den unterschiedlichen Sportanbietern einen wahren Boom bewirkt: Vom „Jogging" und „Walking" über die „Step-Aerobic" und das „Body-Shaping" bis hin zum „Slow-Stretch" und „Vitaltraining" reicht die Palette dieser Angebote.

In den gleichen Trend einzuordnen, wenn auch auf andere Zielgruppen ausgerichtet, sind solche Angebote, die Hilfen bei der Bewältigung von Beschwerden, von Risikofaktoren oder auch

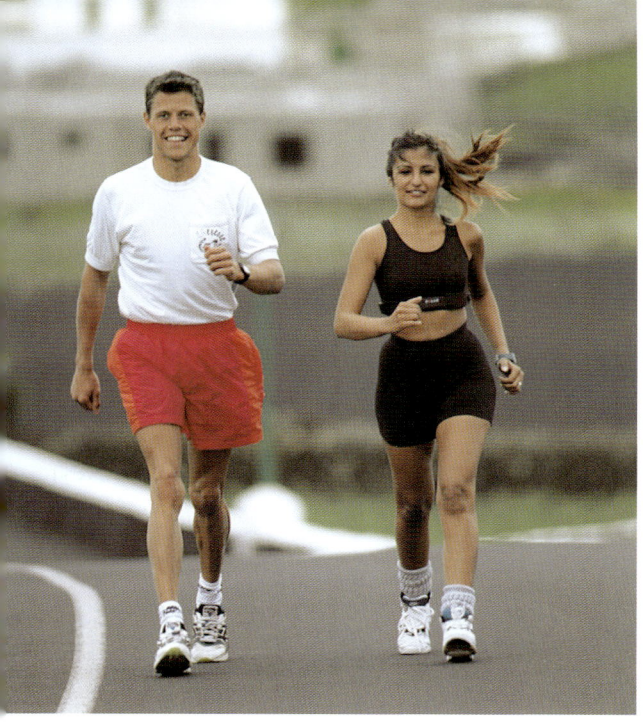

bei der Therapie von Erkrankungen versprechen. So signalisieren Angebote wie Rückenschule, Rückengymnastik oder Rückenaerobic Hilfe für jene Gruppe, die zumindest sporadisch von Rückenproblemen geplagt wird – d. h. für etwa 60-80 % der Erwachsenen in Deutschland. Allerdings gilt auch für dieses Spektrum gymnastischer Aktivitäten die Aussage, dass sie nur unter bestimmten Bedingungen, im Hinblick auf bestimmte Gesundheitsaspekte und für bestimmte Personen „gesund" sind. Nicht jede Aerobic verbessert bei allen Teilnehmern automatisch die Stimmung; und Läufer werden vorhandene Rückenprobleme behalten, wenn sie nicht gleichzeitig regelmäßig adäquate Dehn- und Kräftigungsübungen durchführen.

Bereits eine solch grobe Differenzierung verschiedener Aktivitäten, die heute alle als *sportlich* bezeichnet werden, zeigt

plausibel, dass Fassetten des „Sports" mit Fassetten der „Gesundheit" in Zusammenhang stehen können oder auch nicht. Die vorliegenden Forschungsergebnisse machen dabei deutlich, dass positive Zusammenhänge zwischen sportlicher Aktivität und Gesundheit dann wahrscheinlicher sind, wenn durch spezifische Gestaltungen der sportlichen Aktivität (z. B. durch eine Belastungssteuerung) auf spezifische Aspekte der Gesundheit (z. B. ein funktionstüchtiges Herz-Kreislauf-System) gezielt wird.

So gilt es als gesichert, dass unter der spezifischen Voraussetzung eines wöchentlichen Energieverbrauchs durch Muskelaktivität von etwa 1.000 kcal u. a. Herz-Kreislauf-Risiken reduziert, weniger Beschwerden wahrgenommen und die Zufriedenheit mit der eigenen Gesundheit verbessert werden. Diese auf den Verbrauch von zusätzlicher Energie durch körperlich-sportliche Aktivität abzielenden Studien stehen in der Tradition der Arbeiten von Kenneth Cooper, Ralph Paffenbarger und Steven Blair. Die Forscher gehen davon aus, dass durch moderate körperlich-sportliche Aktivität ca. 400 kcal/Stunde verbraucht werden. Ein wünschenswerter Energieverbrauch von 1.000 kcal/Woche bedeutet dementsprechend z. B. 5 x eine halbe Stunde Walking oder Jogging pro Woche.

Zusammenfassend lassen sich Zusammenhänge zwischen einzelnen Merkmalen der physischen, psychischen und sozialen Gesundheit und den speziellen Bedingungen, unter denen die sportlichen Aktivitäten durchgeführt werden, nachweisen. Dies bedeutet aber, dass sich Gesundheit bei sportlicher Aktivität nicht „automatisch einstellt". Eine große Rolle spielt insbesondere eine konsequente Orientierung der Gestaltung an gesundheitsrelevanten Zielen sowie eine effektive Qualitätssicherung.

2.2 Gesundheitsförderung durch Sport – Kernziele des Gesundheitssports

Mit der „Charta der 1. Internationalen Konferenz zur Gesundheitsförderung, Ottawa, 1986" rückte ein positives Verständnis von Gesundheit in den Vordergrund, mit dem die Bedeutung einer gezielten Förderung der physischen Gesundheitsressourcen ebenso betont wird wie jene der psychischen und sozialen Ressourcen. Zu den Gesundheitsressourcen zählen dabei solche Faktoren, die Menschen gesund erhalten. Gut ausgebildete Gesundheitsressourcen versetzen Menschen in die Lage, auf Anforderungen mit einer hohen Leistungs- und Widerstandsfähigkeit zu reagieren sowie das Befinden und die soziale Einbindung selbst positiv zu regulieren (in Richtung eines umfassenden Wohlbefindens). Als zentral für jede Stärkung der physischen, psychischen und sozialen Ressourcen gelten dabei einerseits gesunde Verhältnisse, z. B. ein intaktes soziales Umfeld, andererseits Verhaltensweisen, mit denen die Gesundheit beeinflusst werden kann, insbesondere Bewegung, Entspannung, Ernährung und Hygiene.

Gesundheitsförderung zielt dementsprechend allgemein auf:

- *Gesundheitswirkungen* und damit eine systematische Stärkung der Gesundheitsressourcen, verbunden mit einer gezielten Meidung und Minderung von Risikofaktoren sowie mit einer möglichst effektiven Bewältigung von Beschwerden und Missbefinden.
- *Gesundheitsverhalten* und damit eine systematische Entwicklung der Fähigkeiten, selbst Kontrolle über die Gesundheit auszuüben.
- *Gesunde Verhältnisse* und damit auf eine systematische Optimierung der Umweltbedingungen.

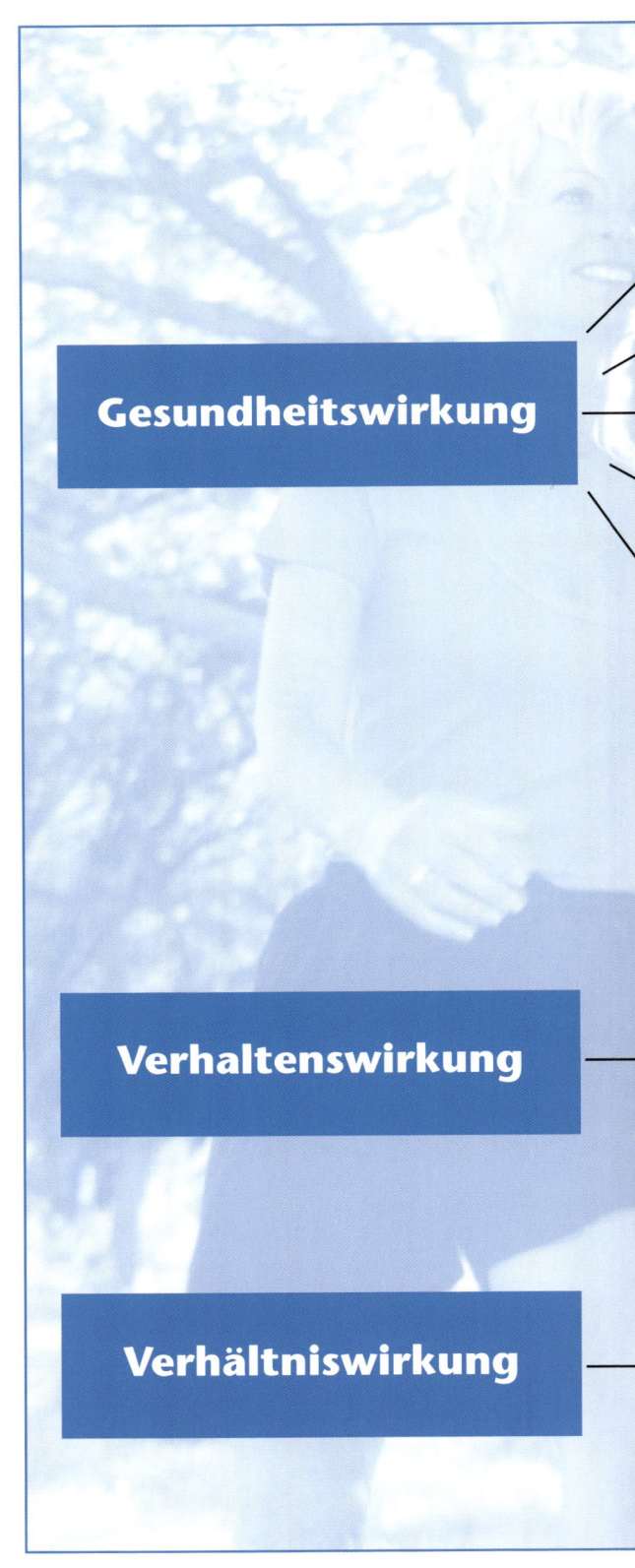

Gesundheitswirkung

Verhaltenswirkung

Verhältniswirkung

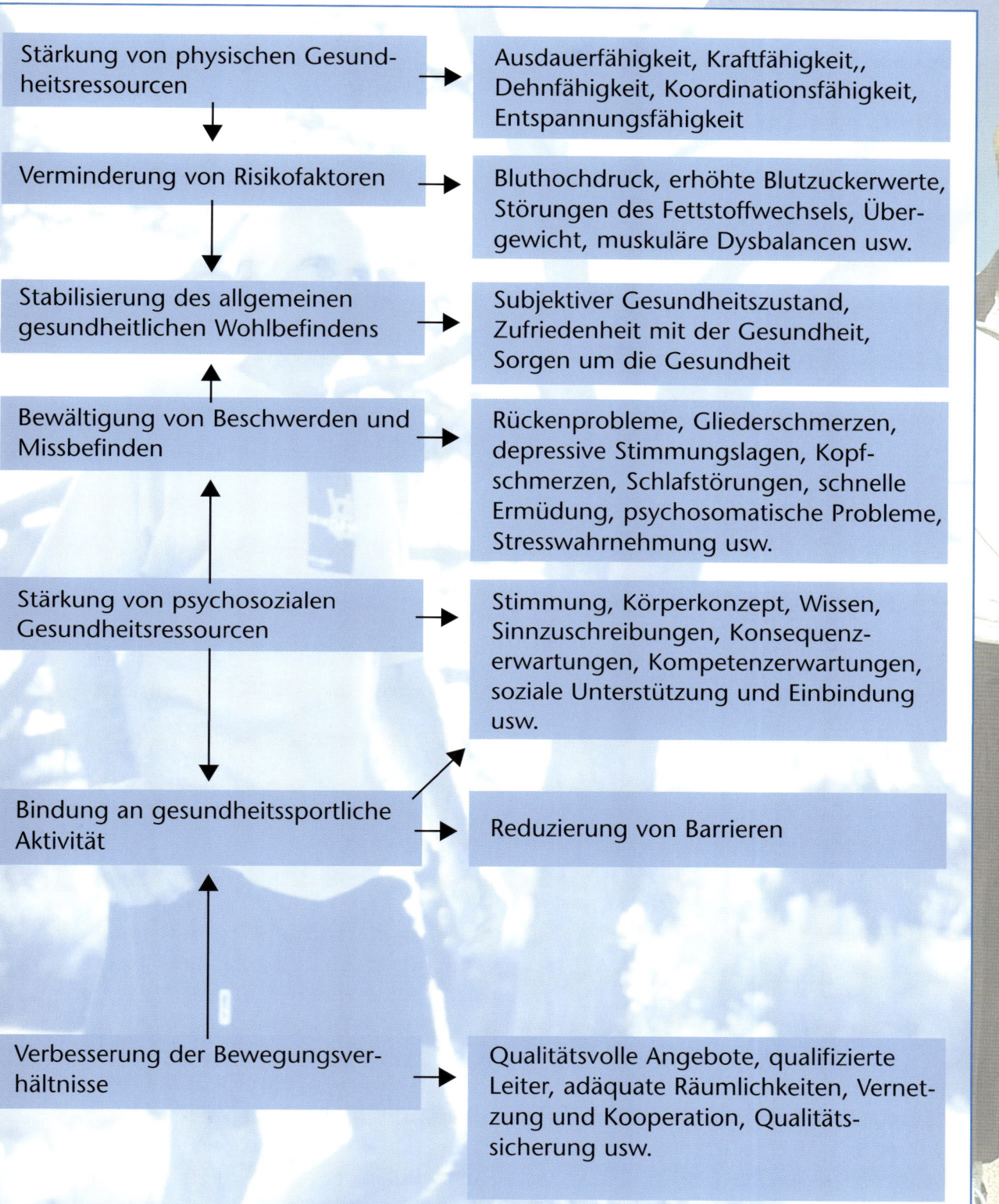

Stärkung von physischen Gesundheitsressourcen	Ausdauerfähigkeit, Kraftfähigkeit,, Dehnfähigkeit, Koordinationsfähigkeit, Entspannungsfähigkeit
Verminderung von Risikofaktoren	Bluthochdruck, erhöhte Blutzuckerwerte, Störungen des Fettstoffwechsels, Übergewicht, muskuläre Dysbalancen usw.
Stabilisierung des allgemeinen gesundheitlichen Wohlbefindens	Subjektiver Gesundheitszustand, Zufriedenheit mit der Gesundheit, Sorgen um die Gesundheit
Bewältigung von Beschwerden und Missbefinden	Rückenprobleme, Gliederschmerzen, depressive Stimmungslagen, Kopfschmerzen, Schlafstörungen, schnelle Ermüdung, psychosomatische Probleme, Stresswahrnehmung usw.
Stärkung von psychosozialen Gesundheitsressourcen	Stimmung, Körperkonzept, Wissen, Sinnzuschreibungen, Konsequenzerwartungen, Kompetenzerwartungen, soziale Unterstützung und Einbindung usw.
Bindung an gesundheitssportliche Aktivität	Reduzierung von Barrieren
Verbesserung der Bewegungsverhältnisse	Qualitätsvolle Angebote, qualifizierte Leiter, adäquate Räumlichkeiten, Vernetzung und Kooperation, Qualitätssicherung usw.

Abbildung 1: Modell der Qualitäten des Gesundheitssports

15

Gesundheitssport kann als Element einer so verstandenen Gesundheitsförderung aufgefasst werden. Folgende Kernziele gilt es, in Anlehnung an die allgemeinen Ziele von Gesundheitsförderung, systematisch zu planen und im Rahmen von spezifischen Programmen anzusteuern:

- *Kernziel 1:* Die Stärkung physischer Gesundheitsressourcen (physische Gesundheitswirkungen).
- *Kernziel 2:* Die Stärkung psychosozialer Gesundheitsressourcen (psychosoziale Gesundheitswirkungen).
- *Kernziel 3:* Die Verminderung von Risikofaktoren (physische Gesundheitswirkungen).
- *Kernziel 4:* Die Bewältigung von Beschwerden und Missbefinden (psychophysische Gesundheitswirkungen).
- *Kernziel 5:* Der Aufbau von Bindung an gesundheitssportliche Aktivität (Verhaltenswirkungen).
- *Kernziel 6:* Eine Verbesserung der Bewegungsverhältnisse (Verhältniswirkungen).
- *Kernziel 7:* Stabilisierung des allgemeinen Wohlbefindens.

Gesundheitsförderung geht damit über Prävention hinaus, die auf Krankheitsverhütung zentriert ist. Durch Prävention sollen entweder spezifische Risikofaktoren für bestimmte Krankheiten vermindert werden oder Rahmenfaktoren, die die Anfälligkeit gegenüber Krankheiten verringern, verbessert werden. Gesundheitsförderung zielt darüber hinaus auf umfassendes Wohlbefinden sowie auf Verhaltensweisen und Verhältnisse, die zu einem solchen Wohlbefinden beitragen.

In Abbildung 1 (s. S. 14/15) wird der Bezug der sieben Kernziele zu den drei zentralen, erwünschten Wirkungen von Gesundheitssport hergestellt. Ferner sind bereits Zielbereiche mehr im Detail angeführt, auf die im Folgenden nochmals eingegangen wird.

Sportliche Aktivitäten aus den Bereichen Wettkampfsport, Funsport, Fitnesssport usw. können zwar auch in irgendeiner Form gesund sein, sind damit aber noch kein Gesundheitssport. Gleichwohl können Elemente aus diesen Bereichen in Gesundheitssportprogramme sinnvoll integriert werden.

Kernziel 1:
Stärkung physischer Gesundheitsressourcen

Dieses Ziel steht im Vordergrund der meisten Gesundheitssportprogramme. Eine systematische Aktivierung des Muskelsystems löst dabei komplexe Anpassungsprozesse des gesamten Organismus aus und trägt so dazu bei, diesen widerstandsfähig und gesund zu halten. Dies gilt für das Halte- und Bewegungssystem ebenso wie für das Herz-Kreislauf-System sowie für die meisten anderen inneren Organe und physischen Funktionsbereiche. So ist bei einem wöchentlichen Energieverbrauch durch Muskelaktivität von etwa 1.000 kcal das Risiko kardiovaskulärer Erkrankungen signifikant geringer, es werden weniger körperliche Beschwerden wahrgenommen und der Arzt bewertet solche Personen im Durchschnitt als gesünder. Weitgehende

Einigkeit besteht derzeit darüber, dass eine grundlegende muskuläre Aktivierung auf fünf Bereiche abzielen sollte: Förderung der Ausdauerfähigkeit, Kraftfähigkeit, Dehnfähigkeit, Koordinationsfähigkeit sowie der Entspannungsfähigkeit. Diese fünf zentralen Fähigkeitsbereichs lassen sich über die gesamte Lebensspanne durch entsprechend gezielte Anforderungen trainieren, d. h., die Körpersysteme passen sich funktionsbezogen an die Anforderungen an.

Die Belastungsgestaltung zur Förderung dieser gesundheitsrelevanten Fähigkeitsaspekte zeichnet sich aus durch Zielgerichtetheit (hinsichtlich der fünf Fähigkeiten), durch das Überschreiten von Schwellenwerten (Intensität, Dauer bzw. Wiederholungszahl) sowie durch Regelmäßigkeit (Häufigkeit pro Woche) über lange Zeiträume hinweg (möglichst ein Leben lang). Allgemein gilt das Motto „Fördern durch Fordern".

Besser als ein Training nur eines einzelnen Fähigkeitsbereichs erscheint dabei ein „Training im Kontext" (z. B. einer Übungseinheit), da dadurch gesundheitsrelevante, gegenseitige Ergänzungen bzw. Verstärkungen genutzt werden. Bezüglich der Intensität reicht ein „sanftes Training" aus, d. h., die Fähigkeitsbereiche können bei einer subjektiv „mittleren Anstrengung" bereits effektiv entwickelt werden. Als absolutes Minimum eines gesundheitsorientierten Trainings ist eine einmalige Beanspruchung aller Fähigkeitsbereiche pro Woche anzusehen. Bei einer Addition der notwendigen Zeiteinheiten sind für ein solches „Einmaltraining" 90 Minuten anzusetzen. Dies entspricht einem durchschnittlichen Energieverbrauch von etwa 600 kcal.

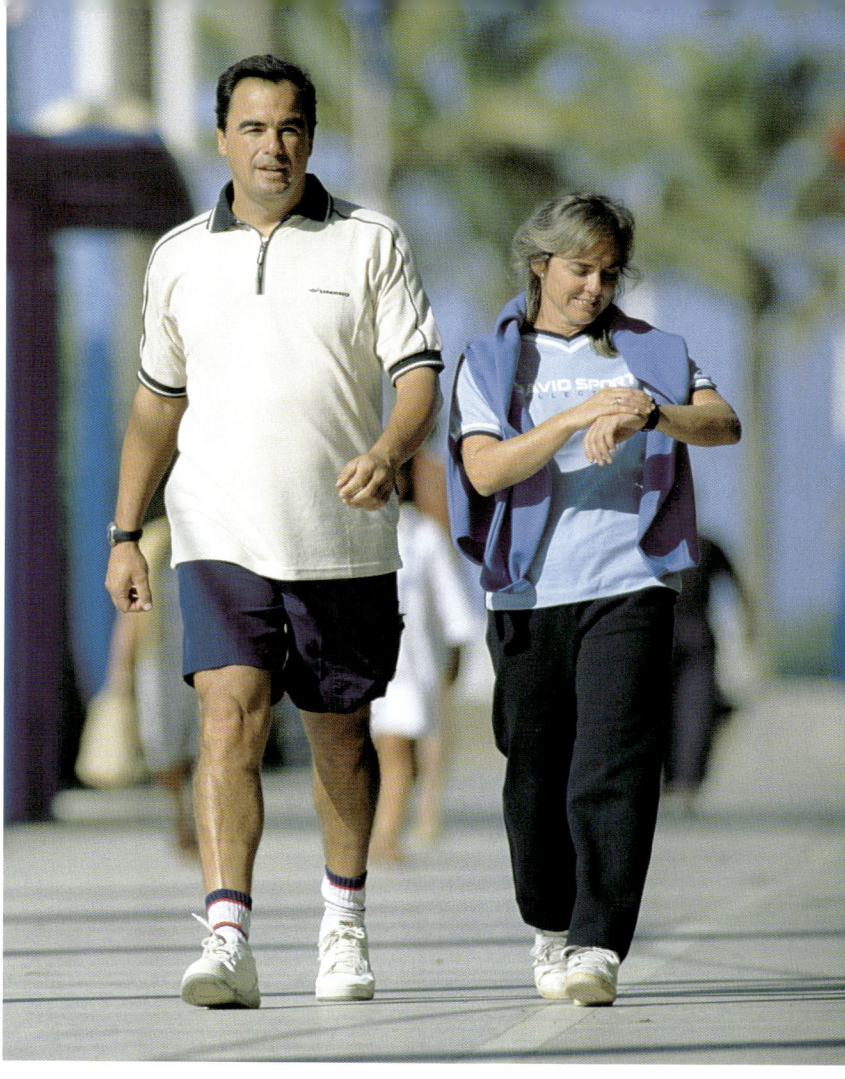

Kernziel 2:
Stärkung psychosozialer Gesundheitsressourcen

Psychosoziale Gesundheitsressourcen umfassen solche kognitiven, emotionalen und sozialen Potenziale, die einerseits zur Verbesserung der Lebensqualität beitragen (Wohlbefinden, Körper-, eventuell auch Lebenszufriedenheit) und die andererseits günstige Voraussetzungen zur Bewältigung von gesundheitlichen Belastungen (Beschwerden, Missbefinden, Alltagsbelastungen, soziale Konflikte) darstellen. Im Gesundheitssport wurden diese wichtigen Ressourcen bislang eher unsystematisch gestärkt, z. B. wenn sich die Teilnehmer nach einer Rhythmisierung der Übungen – häufig unterstützt durch den Einsatz von Musik – wohler fühlten. Eine systematischere Berücksichtigung der psychosozialen Ressourcen bei der Gestaltung von Gesundheitssport ist dabei nicht nur wegen der Chancen zur Verbesserung der Lebensqualität wesentlich (Brehm, Pahmeier et al., 2002). In der Zwischenzeit kann es als gesichert gelten, dass eine systematische Stärkung psychosozialer Ressourcen auch entscheidend zur Bindung an gesundheitssportliche Aktivität beiträgt, d. h. zur regelmäßigen Durchführung und langfristigen Aufrechterhaltung dieser Gesundheitsverhaltensweise führt.

Ein Grund für die unzureichende Systematik in diesem Bereich lag in der Unklarheit, die lange Zeit darüber herrschte, welche konkreten Aspekte mit welchen Inhalten und Methoden bei der Durchführung von Gesundheitssport effektiv gestärkt werden können. Auch wenn diese Diskussion bis heute noch nicht abgeschlossen ist, so haben sich doch folgende Aspekte als relativ unstrittig herauskristallisiert:

- Stimmungsmanagement zur Verbesserung des Wohlbefindens.
- Vermittlung von Handlungs- und Effektwissen zur kompetenten Durchführung gesundheitssportlicher Aktivität.
- Stärkung von Kompetenzerwartungen (Selbstwirksamkeit) zum selbstsicheren Umgang mit den Barrieren, die im Alltag einer regelmäßigen Ausübung gesundheitssportlicher Aktivitäten entgegenstehen (z. B. das Gefühl, keine Zeit zu haben oder einer körperlichen Anforderung nicht gewachsen zu sein).
- Konkretisierung und Differenzierung von Konsequenzerwartungen, um realistische und erreichbare Handlungsziele für die gesundheitssportliche Aktivität herauszukristallisieren.

- Entwicklung eines positiven Selbst- und Körperkonzepts, um mit sich selbst besser klar zu kommen und um eine positive emotionale Beziehung zum eigenen Körper aufzubauen.
- Förderung und Erfahrung von sozialen Ressourcen, um sich in der Gruppe wohl zu fühlen, aber auch, um mehr Sicherheit im Umgang mit anderen zu bekommen.

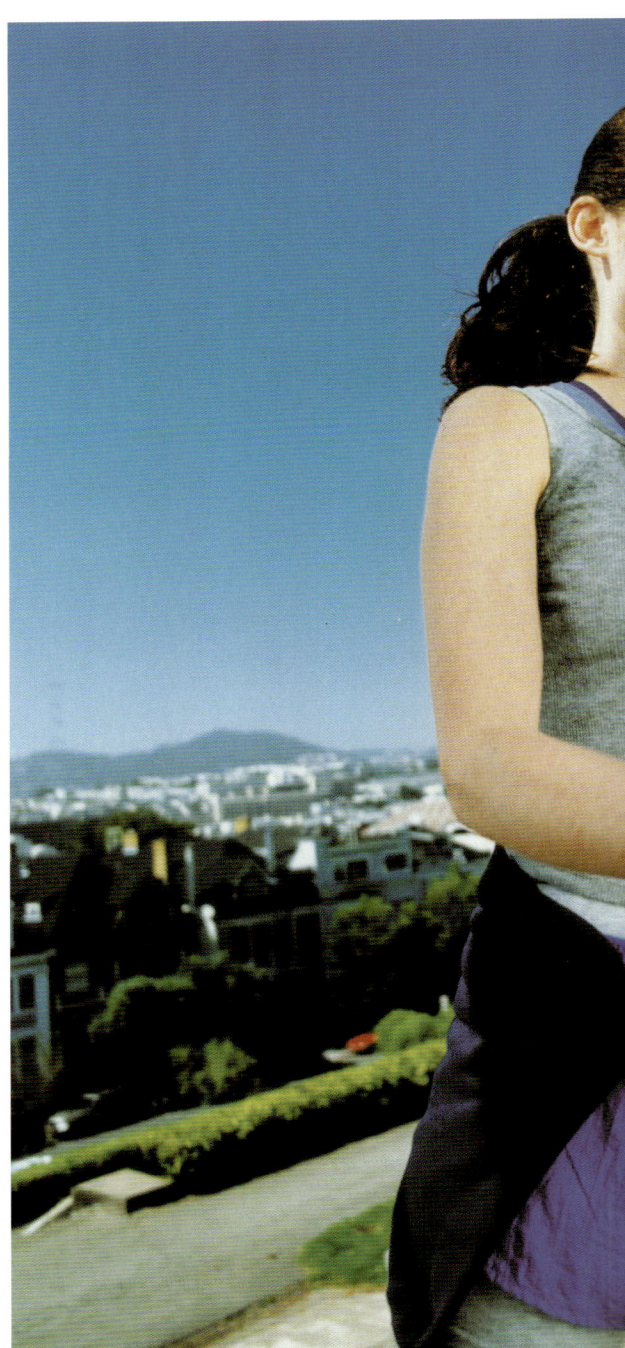

Kernziel 3:
Verminderung von Risikofaktoren

Aus den vorliegenden Studien wird deutlich, dass körperliche Fitness bzw. eine regelmäßige körperliche Beanspruchung von mindestens 800 kcal/Woche – besser 1.000-1.500 kcal/Woche – entscheidend zur Meidung und Minderung von Risikofaktoren beiträgt.

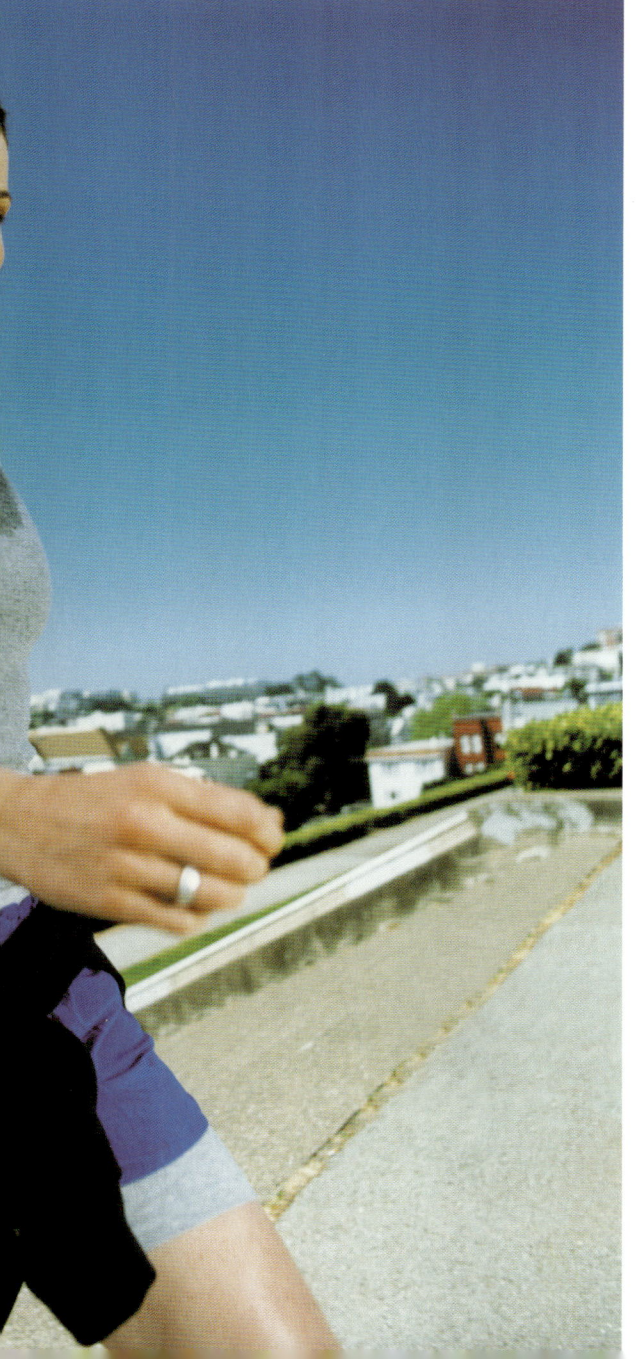

Kernziel 4:
Bewältigung von Beschwerden und Missbefinden

Der bisherige Forschungsstand zeigt, dass sich durch eine sportliche Aktivierung, die systematisch auf eine Stärkung der physischen sowie der psychosozialen Gesundheitsressourcen ausgerichtet ist, bei der Gruppe der durch Beschwerden belasteten Personen gleichzeitig eine Verminderung dieser Gesundheitsprobleme erreichen lässt. Insbesondere eine problemzentrierte körperliche Beanspruchung kann bei einer Reihe von Beschwerden, von denen zum Teil große Bevölkerungsgruppen betroffen sind (z. B. Rückenprobleme), auch zu deren Bewältigung beitragen. Ferner kann eine sportliche Aktivierung auf die Regulation der mit einer stressreichen Situation einhergehenden Emotionen gerichtet sein. Eine Stimmungsverbesserung löst bei einer gesundheitssportlichen Aktivität zwar nicht ein ursächliches Problem, z. B. Gliederschmerzen, die betroffene Person fühlt sich nach einer sportlichen Aktivität dennoch wohler und bewertet ihren gesundheitlichen Zustand positiver.

Kernziel 5:
Bindung an gesundheitssportliche Aktivität

Bindung bedeutet die regelmäßige Durchführung von gesundheitssportlichen Aktivitäten sowie das langfristige Dabeibleiben. Für die Planung und Durchführung von Gesundheitssportprogrammen erscheinen beim gegenwärtigen Kenntnisstand besonders wesentlich:

- Eine Reduktion vorhandener Teilnahmebarrieren durch den Einbezug der Voraussetzungen der Teilnehmer (z. B. Übergewicht, Beschwerden, Risikofaktoren). Eine solche Einbeziehung ist wichtig bei der gezielten Ansprache (etwa durch den Arzt), bei der Gruppenbildung (z. B. im Hinblick auf spezifische Beschwerden) und bei der Gestaltung der Einheiten (z. B. problemzentrierter Bezug zu Rückenbeschwerden).

- Eine Reduktion vorhandener Teilnahmebarrieren durch eine Vermeidung von zeitlichen und körperlichen Überforderungen (nur ein Termin pro Woche, nicht mehr als zwei Stunden Zeitaufwand, sanfte Beanspruchung; vgl. FITT-Empfehlungen auf S. 10).

- Eine möglichst kontinuierliche Stärkung von emotionalen, motivationalen, kognitiven sowie sozialen Gesundheitsressourcen.

Bei der Planung und Durchführung von Maßnahmen zur Verhaltensintervention sollten diese sowie weitere Merkmale (z. B. professioneller Kontext) einer erfolgreichen Bindung berücksichtigt werden. Angestrebt werden sollte im ersten Jahr normalerweise nicht mehr als ein regelmäßig realisierter Termin pro Woche bzw. 90 Minuten regelmäßig durchgeführte sportliche Aktivität pro Woche.

Kernziel 6:
Verbesserung der Bewegungsverhältnisse

Seit Beginn der 90er Jahre des 20. Jahrhunderts wird vermehrt gefordert, dass eine effektive, bewegungszentrierte Gesundheitsförderung, über verhaltens-

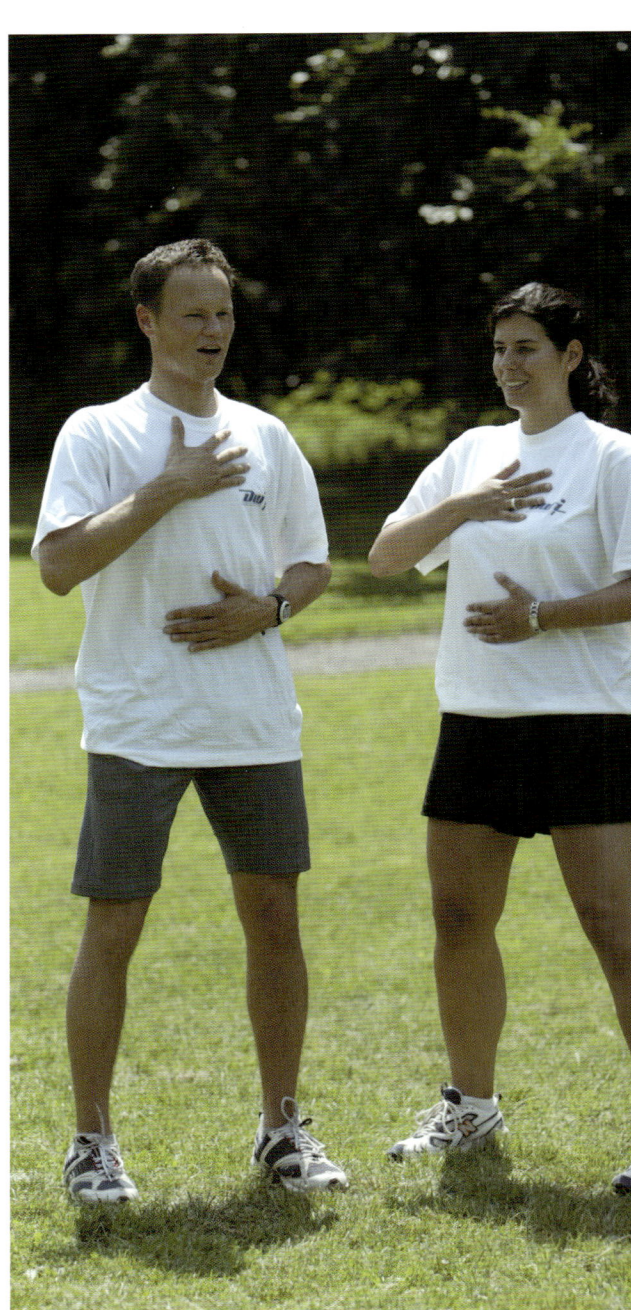

bezogene Interventionen hinaus, auch an den Verhältnissen der Lebens- und insbesondere der Bewegungsbedingungen der Bevölkerung anzusetzen habe. Bewegungsverhältnisse lassen sich vor allem verbessern durch:

- Profilierte Gesundheitssportprogramme.
- Qualifizierte Leiter.
- Adäquate Räumlichkeiten und Geräte.
- Kommunale und regionale Vernetzung sowie Kooperation.
- Qualitätssicherung und wissenschaftliche Evaluation.

Kernziel 7:
Stabilisierung des allgemeinen gesundheitlichen Wohlbefindens (und Verflechtung aller Kernziele)

Die Stabilisierung des allgemeinen Wohlbefindens bildet ein übergreifendes Ziel, das in den vorausgegangenen sechs Kernzielen stets zu berücksichtigen ist. Im Hinblick auf dieses Ziel kommt insbesondere einer umfassenden Stärkung der physischen und der psychosozialen Gesundheitsressourcen eine große Bedeutung zu.

Abhängigkeiten zwischen den Kernzielen

Im Hinblick auf die Ansteuerung der skizzierten Kernziele sollen hier nochmals die in Abbildung 1 mit Pfeilen markierten *„Abhängigkeiten"* herausgestellt werden, da diese die Planung und Durchführung von Interventionen im Feld maßgeblich mitbestimmen.

- Es ist davon auszugehen, dass eine gezielte Stärkung der physischen Ressourcen (Ausdauerfähigkeit, Kraftfähigkeit usw.) – praktisch als „Nebeneffekt" – zu einer Verminderung von Risikofaktoren ebenso beiträgt wie zu einer problemzentrierten Bewältigung von Beschwerden. Allerdings können auch spezifische Schwerpunkte in einer Intervention gesetzt werden hinsichtlich der Minderung vorhandener Risikofaktoren und Beschwerden.

- Eine Stärkung der psychosozialen Gesundheitsressourcen trägt zur emotionszentrierten Bewältigung von Beschwerden und – zusammen mit der Stärkung der physischen Gesundheitsressourcen – weitergehend zur Stabilisierung des allgemeinen gesundheitlichen Wohlbefindens bei.

- Eine wirksame Stärkung der psychosozialen Gesundheitsressourcen, zusammen mit Hilfen bei der Bewältigung von Aktivierungsbarrieren, hat auch einen zentralen Stellenwert für eine Bindung an gesundheitssportliche Aktivität.

- Schließlich stellt die Qualität der Bewegungsverhältnisse einen mit entscheidenden Faktor für eine langfristige Bindung an gesundheitssportliche Aktivitäten dar.

3 DIE SEQUENZEN DES PROGRAMMS: INHALTE UND METHODISCHE HINWEISE

3.1 Einstieg

Jede Kurseinheit beginnt mit dem Zusammenfinden im Kreis. Dies begünstigt bei den Teilnehmern Gefühle von Gruppenzugehörigkeit und Gruppenzusammenhalt. Des Weiteren findet ein erster Austausch zwischen Kursleiter und Kursteilnehmern statt. Die Teilnehmer erhalten hier die Möglichkeit, spezifische Erwartungen, Wünsche, Erfahrungen, Probleme und Fragen zu äußern. Der Kursleiter kann dabei u. a. feststellen, ob die Teilnehmer die Ziele und möglichen Effekte des Kurses realistisch einschätzen. Ist dies nicht der Fall, sollte er durch entsprechende Informationen vor allem übertrieben hohe Erwartungen behutsam modifizieren. Nur dadurch lässt sich vermeiden, dass sich falsche Vorstellungen bei den Teilnehmern verfestigen, die dann einen Ausstieg aus dem Kurs fördern können. Dem Aufbau einer realistischen Erwartungshaltung kommt damit – insbesondere zu Kursbeginn – große Bedeutung zu.

Zu Beginn jeder Einheit erhalten die Teilnehmer einen kurzen Überblick über den geplanten Ablauf der Stunde. Ferner wird der Ausgangspuls gemessen und in die von den Teilnehmern geführte „Pulskontrollkarte" (siehe Anhang, S. 105) eingetragen. Im Verlauf jeder Einheit werden drei Pulswerte in die Karte eingetragen: der Ausgangspuls, der Belastungspuls direkt im Anschluss an das Walking und der Erholungspuls, der zwei Minuten nach der Belastung gemessen wird (siehe Kap. 3.3, S. 24 „Ausdauer/ Walking").

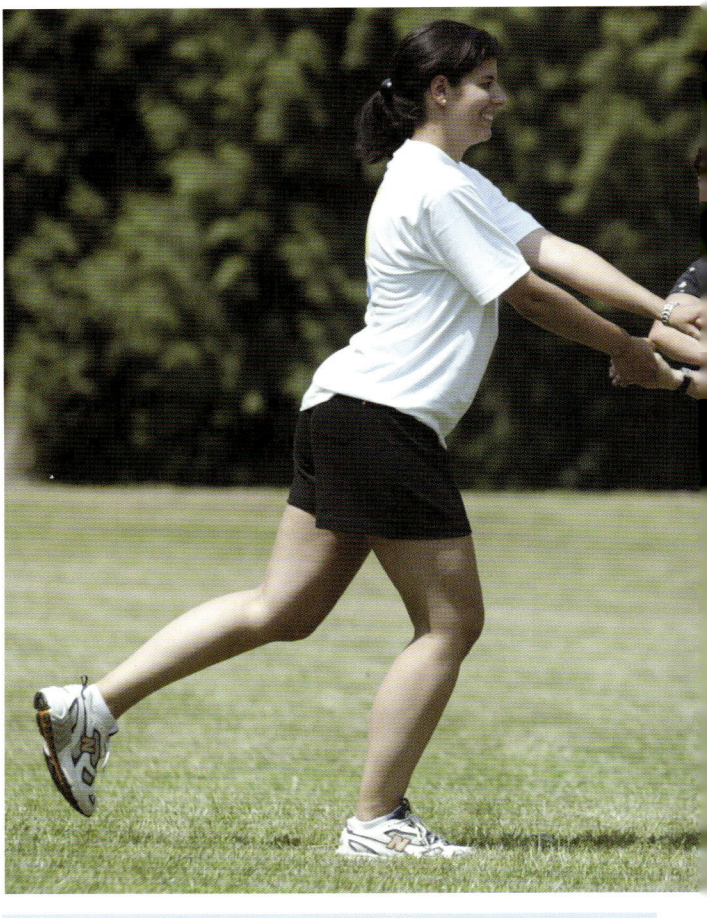

Zur Realisierung des in Kapitel 2 ausgeführten Zielspektrums umfasst jede Einheit (90 Minuten) folgende sieben Sequenzen:

(1) Einstieg, (2) Einstimmung/Erwärmung, (3) Ausdauer/Walking, (4) Kraft/Dehnfähigkeit, (5) Entspannung, (6) Erfahrungsaustausch/Gespräch, (7) Information.

Die Informationen werden immer mit praktischen Erfahrungen und konkretem Erleben verbunden und deshalb in den einzelnen Einheiten an unterschiedlichen Stellen realisiert. Die einzelnen Programmsequenzen sind zwar von unterschiedlicher zeitlicher und intentionaler Bedeutung, sie treten jedoch grundsätzlich in jeder Kurseinheit auf.

3.2 Einstimmung/ Erwärmung

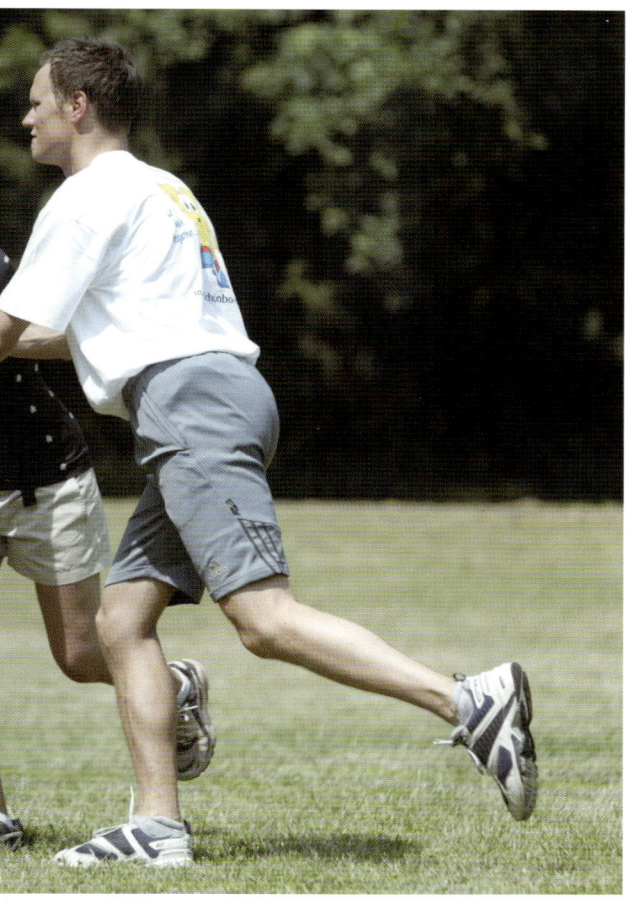

Das zentrale Ziel dieser Sequenz besteht darin, die Teilnehmer auf die Gruppe und die folgenden Bewegungsaktivitäten einzustimmen. Dabei sollen insbesondere Spannungszustände, die sich während des (Arbeits-)Alltags aufgebaut haben, gelöst sowie ein erhöhter Wachheits- und Aufmerksamkeitsgrad erreicht werden. Des Weiteren sollen sich die Kursteilnehmer besser kennen lernen (auch, um Hemmschwellen abzubauen) und befähigt werden, miteinander zu trainieren und sich gegenseitig zu unterstützen. Inhaltlich werden in dieser Sequenz Variationen von Walkingspielen durchgeführt. Dabei werden wesentliche Lernelemente der vorausgegangenen Kurseinheit wiederholt.

Die verwendeten Walkingspiele sind in der nachstehenden Tabelle 1 aufgelistet. In den weiterführenden Hinweisen (siehe Kap. 5.1, S. 56ff.) werden diese ausführlich beschrieben.

Einheit	Aktivitäten/Spiele
1	Kommunikationsspiel (E 1, S. 56)
2	Schatten-Walking/Imitations-Walking (E 2, S. 56)
3	Kennenlernspiel (E 3, S. 57)
4	Fußgängerzone (E 4, S. 57)
5	Sechstagerennen (E 5, S. 57)
6	Autofahrerspiel (E 6, S. 57)
7	Roboterspiel (E 7, S. 57)
8	Chauffeur (E 8, S. 57)
9	Aktivurlaub (E 9, S. 57)
10	Autobahnraststätte (E 10, S. 58)
11	Gehen in Variationen (E 11, S. 58)
12	Einüben von Aufwärmübungen (E 12, S. 58)

Tabelle 1: Übersicht über die Aktivitäten/Spiele zur Einstimmung und Erwärmung

3.3 Ausdauer/Walking

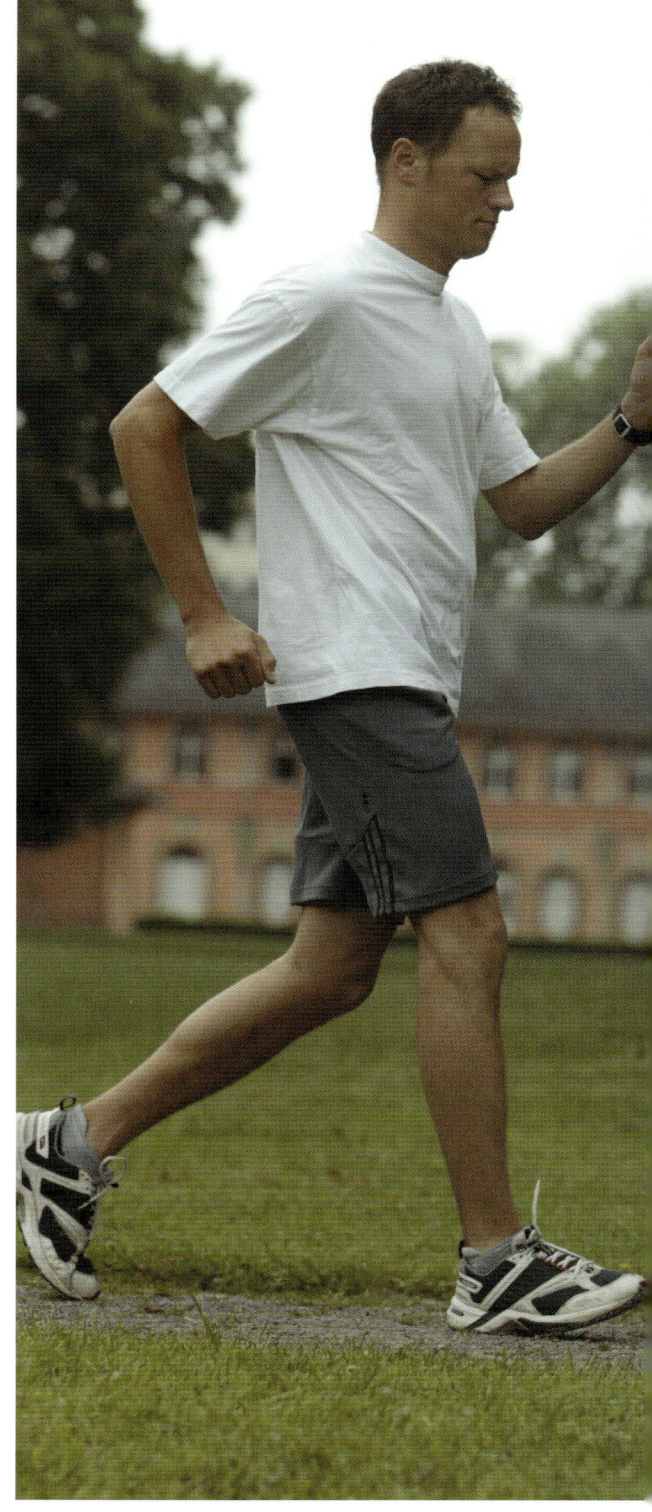

In dieser Sequenz steht das Erlernen der Walking-Technik und das ausdauerbetonte Walking im Mittelpunkt. Die Technikelemente werden vermittelt und eingeübt. Die Belastungsdosierung für das Walking steigert sich sowohl zeitlich als auch von der Intensität her allmählich.

Einen Überblick über die einzelnen Inhalte dieser Sequenz gibt Tabelle 2. Die Grundlagen der Walking-Technik mit Beobachtungskriterien sowie die Gehschule sind in den weiterführenden Hinweisen (siehe Kap. 5.2, S. 62ff.) beschrieben.

Ein Schwerpunkt bei der Walking-Technik liegt auf der Fehlerkorrektur. Weitergehend werden die Teilnehmer aufgefordert, ihre eigene Technik ebenso wie die der anderen Teilnehmer zu beobachten. Eine solche Selbst- und Fremdbeobachtung unterstützt wirksam den Lernprozess. Zur Belastungskontrolle werden das subjektive Anstrengungsempfinden (s. S. 68f.) und die Pulsfrequenz (s. S. 59f.) herangezogen. Insgesamt sollen in jeder Kurseinheit der „Ausgangspuls" (unmittelbar vor jeglicher Belastung; siehe Kap. 3.1), der „Belastungspuls" (unmittelbar nach dem Walking) und der „Erholungspuls" (zwei Minuten nach dem Walking) gemessen und in die Pulskontrollkarte eingetragen werden.

Einheit	Inhalte
1	Walking-Basistechnik (S. 62f.)
2	Walking-Test (S. 64f.)
3	Belastungsvariation beim Walking
4-6	Gehschule (S. 69f.)
7-10	Walking in Variationen und mit unterschiedlicher Intensität
11	Walking-Test (S. 64f.)
12	Walking mit unterschiedlicher Intensität

Tabelle 2: Übersicht über die Inhalte der Ausdauer-/Walkingsequenz

3.4 Kraft/Dehnfähigkeit

Einen weiteren Schwerpunkt des Programms bildet das Training der Kraft und der Dehnfähigkeit.

Hier werden Übungen angeboten, die zur Stabilisierung des Rumpfbereichs führen, sowie Dehnübungen, die zur Erhaltung der Gelenkbeweglichkeit beitragen. Weitergehend vermittelt das Einüben neuer sowie das Wiederholen bereits bekannter Übungen den Teilnehmern ein neues Körperbewusstsein und Körpergefühl.

Tabelle 3 gibt einen zusammenfassenden Überblick über die im Einzelnen durchgeführten Basisübungen zur Verbesserung der Kraft und Dehnfähigkeit. Die wichtigsten Prinzipien zur Durchführung von Kräftigungs- und Dehnübungen sowie Beschreibungen der durchgeführten Dehn- und Basiskräftigungsübungen mit Variationen finden sich in den ergänzenden Hinweisen (siehe Kap. 5.3).

Die Kräftigungs- und Stabilisationsübungen dienen vor allem der Entlastung der Wirbelsäulenstrukturen und tragen gleichzeitig zur inneren und äußeren Aufrichtung bei. Zusammen mit einer durch die Dehnübungen verbesserten Gelenkbeweglichkeit führen diese Übungen nicht nur zu einem günstigeren Haltungsaufbau, sondern auch zu einem ökonomischeren Gang.

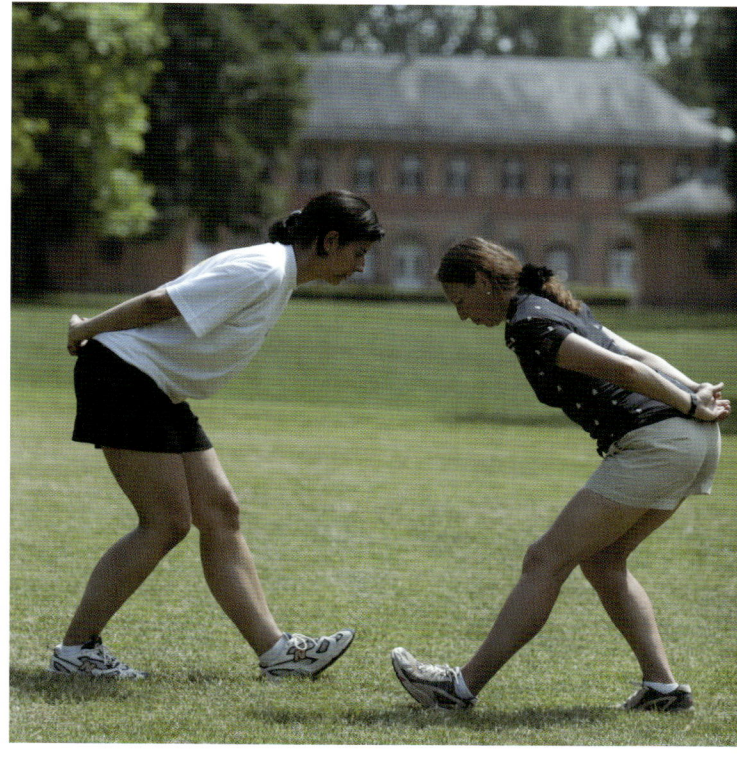

Übung	Beschreibung
D 1	Dehnung der Wadenmuskulatur (S. 82)
D 2	Dehnung der vorderen Oberschenkelmuskulatur (S. 83)
D 3	Dehnung der hinteren Oberschenkelmuskulatur (S. 84)
D 4	Dehnung der Brustmuskulatur (S. 85)
D 5	Dehnung der hinteren Hals-Nacken-Muskulatur (S. 86)
D 6	Dehnung der seitlichen Hals-Nacken-Muskulatur (S. 86)
D 7	Dehnung der Hüftbeugemuskulatur (S. 87)
D 8	Dehnung der unteren Rückenmuskulatur (S. 88)
K 1	Kräftigung der Bauchmuskulatur (S. 78f.)
K 2	Kräftigung der Rückenmuskulatur (S. 79)

Tabelle 3: Übersicht über die Dehn- und Kräftigungsübungen

3.5 Entspannung

Die Entspannungssequenz gleicht physische und psychische Anspannungen aus und gibt Hilfestellungen für einen kompetenten Umgang mit alltäglichen Spannungssituationen und -zuständen. Dies ist von großer Bedeutung, da Krankheiten und Beschwerden neben einem Zuwenig an körperlichen Belastungen häufig auch auf ein Zuviel an psychischen Belastungen zurückzuführen sind.

In dieser Sequenz werden deshalb einfache Lockerungsübungen sowie Übungen aus unterschiedlichen Formen und Techniken klassischer Entspannungsverfahren durchgeführt. Einen Überblick gibt Tabelle 4. Genaue Beschreibungen der Übungen und Verfahren zur Entspannung finden sich in den ergänzenden Hinweisen (siehe Kap. 5.4, S. 89ff.).

Bei der praktischen Durchführung von Entspannungsübungen ist grundsätzlich zu beachten, dass physische und psychische An- bzw. Entspannung eng zusammenhängen. So bleibt eine physische Entspannung unvollständig, wenn keine psychische Entspannung stattfindet und umgekehrt.

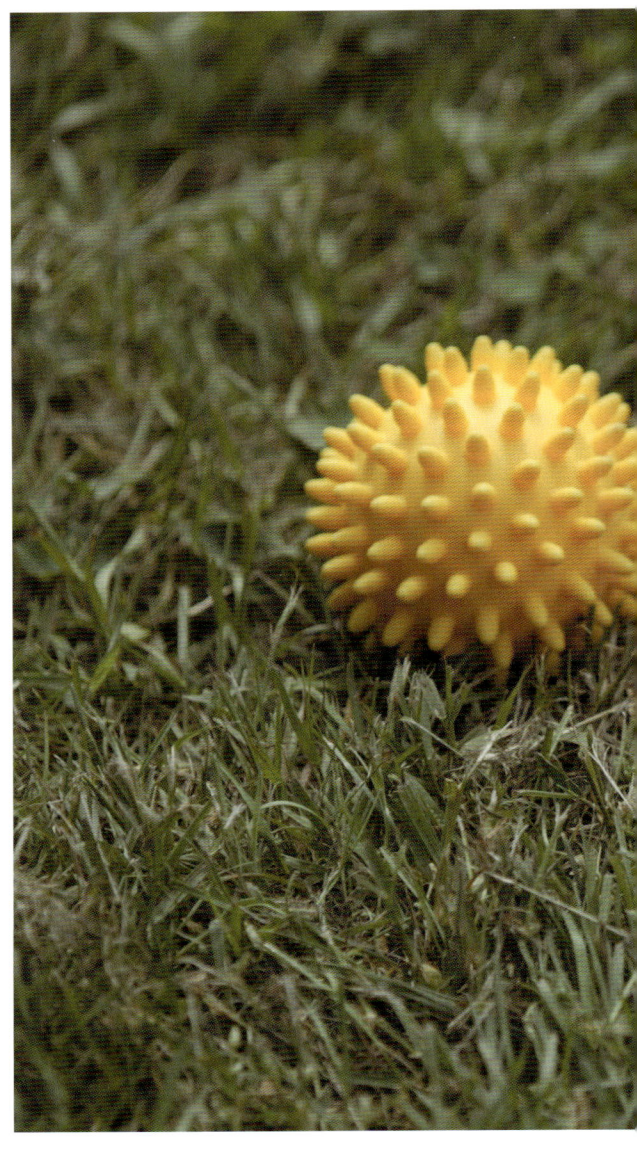

Übung	Beschreibung
ES 1	Ausschütteln von Armen und Beinen (S. 91)
ES 2	Ausschütteln mit Partner (S. 91)
ES 3	Tennisball-/Igelballmassage (S. 91)
ES 4	Atemübungen: Vokalatmung (S. 92ff.)
ES 5	Aufmerksamkeitslenkung auf Geräusche (S. 94)
ES 6	Ausklopfen im Kreis (S. 94)
ES 7	Versteinern (S. 94)
ES 8–ES 10	Progressive Muskelrelaxation (S. 94ff.)
ES 11–ES 12	Variationen von Entspannungsübungen

Tabelle 4: Übersicht über die Übungen zur Entspannung

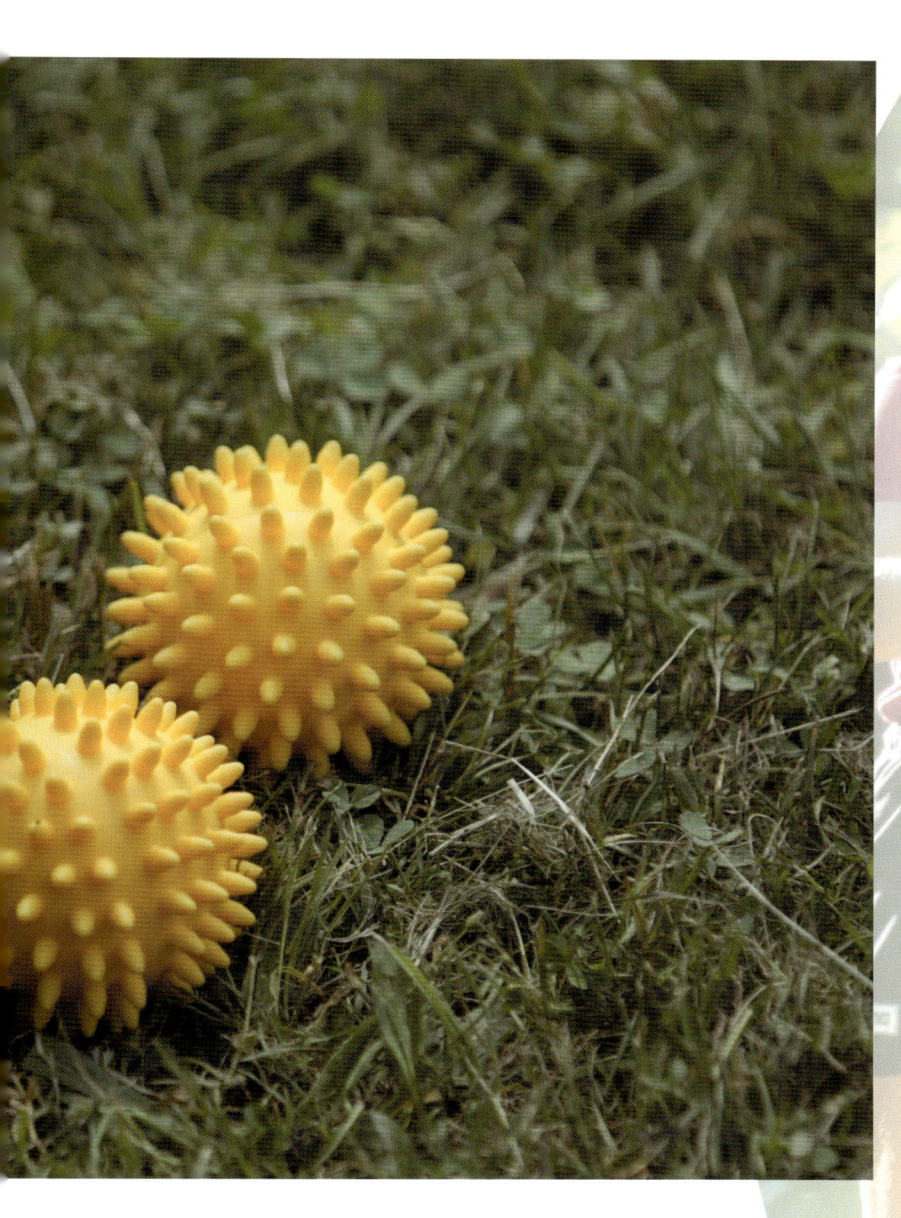

In den Kurseinheiten werden verschiedene, leicht anwendbare Entspannungsformen ausgeführt. Von der achten bis zur zehnten Kurseinheit wird die „progressive Muskelrelaxation" vorgestellt, eingeübt und stabilisiert (vgl. hierzu Bernstein & Borkovec, 2000).

Das Ziel besteht darin, die Kursteilnehmer an ein wirksames Entspannungsverfahren heranzuführen, das sie dann über die Kursdauer hinaus selbstständig anwenden können.

3.6 Erfahrungsaustausch/Gespräch

Am Ende jeder Einheit erhalten die Teilnehmer Gelegenheit zur kurzen Reflexion der vorangegangenen Kursstunde. Ferner können kurz nochmals zusätzliche Tipps gegeben werden:

• Zum selbstständigen Walken: Wann im Tagesablauf, wie lange, wie oft ...?

• Zur Ausführung der Dehn- und Kräftigungsübungen: Kurze Wiederholung, wann und wie gedehnt wird ...

• Zur Technik des Walkens: Beim Bergabgehen, bei Kniebeschwerden, bei Seitenstechen ...

Abschließend kündigt der Kursleiter den Themenschwerpunkt der kommenden Kurseinheit an.

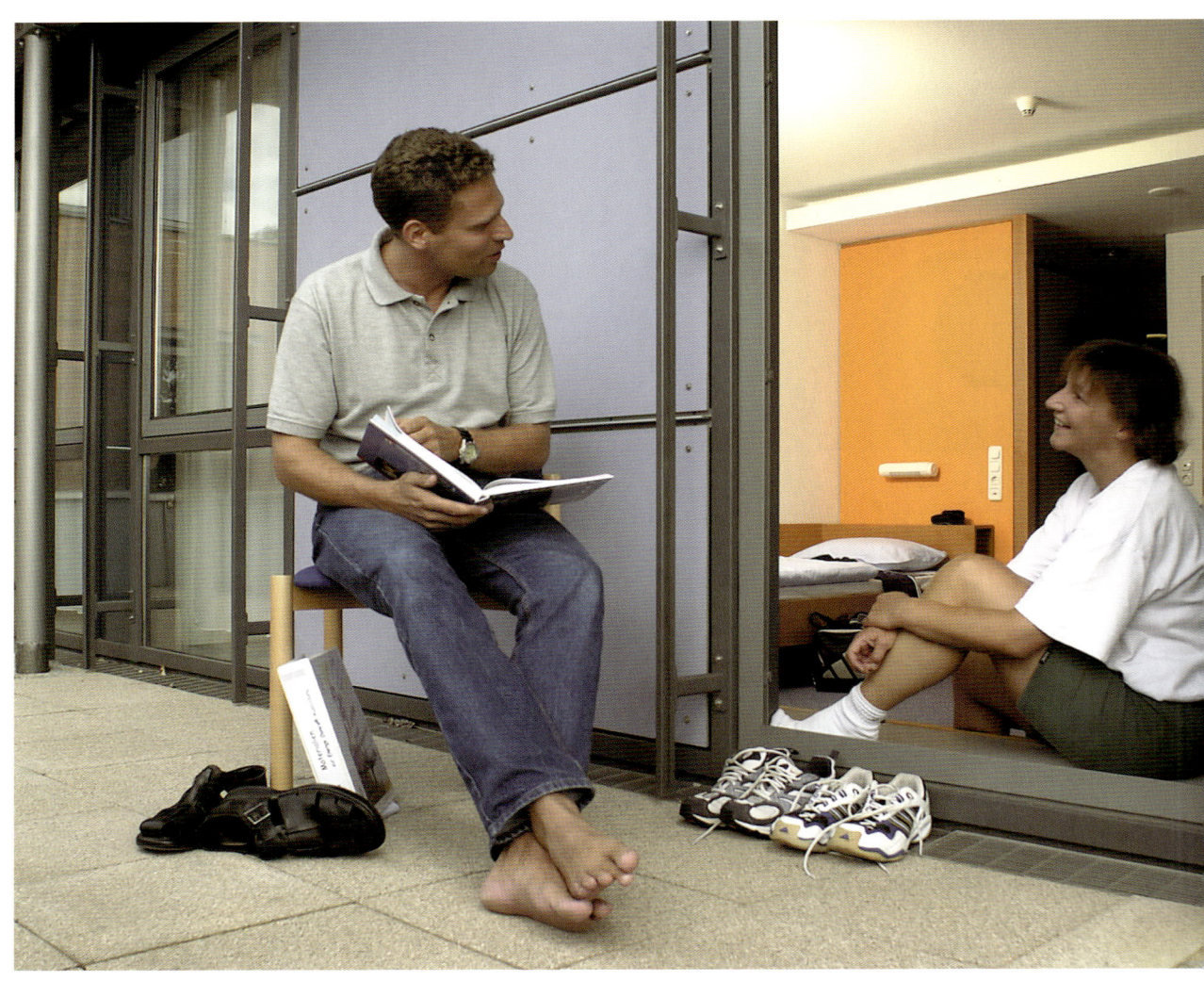

3.7 Information (integriert in die Sequenzen 1-6)

Die Informationssequenz verfolgt hauptsächlich das Ziel, die gesundheitsbezogene Handlungskompetenz der Teilnehmer auszubilden und zu fördern. Um dies zu erreichen, werden wichtige bewegungs- und gesundheitsbezogene Kenntnisse vermittelt. Dabei wird zwischen *Handlungs-* und *Effektwissen* unterschieden (vgl. Tiemann, 1998):

Handlungswissen beinhaltet Wissensbestände, die sich unmittelbar auf die Durchführung von Bewegungsaktivitäten und Alltagsverhaltensweisen beziehen, also z. B. Kenntnisse über die richtige Ausführung des Fußabrollens und Knieeinsatzes, von Dehn- und Kräftigungsübungen sowie von Entspannungsübungen. Eine wichtige Rolle spielen dabei Kenntnisse von Belastungsregeln, von Grundprinzipien bei der Ausführung bestimmter Aktivitäten und Übungen sowie von wichtigen allgemeinen Trainings- und Verhaltensgrundsätzen.

Effektwissen beinhaltet Wissensbestände, die sich auf potenzielle Wirkungen des Trainings beziehen, also z. B. Kenntnisse über die Wirkungen eines aeroben Ausdauertrainings auf das Herz-Kreislauf-System sowie über Wirkungen körperlicher Aktivität auf das Wohlbefinden. Sehr wichtig sind in diesem Zusammenhang Kenntnisse über Möglichkeiten und Grenzen regelmäßiger Bewegungsaktivitäten im Hinblick auf die Prävention bzw. Bewältigung von verhaltensbedingten Beschwerden und Missbefindenszuständen.

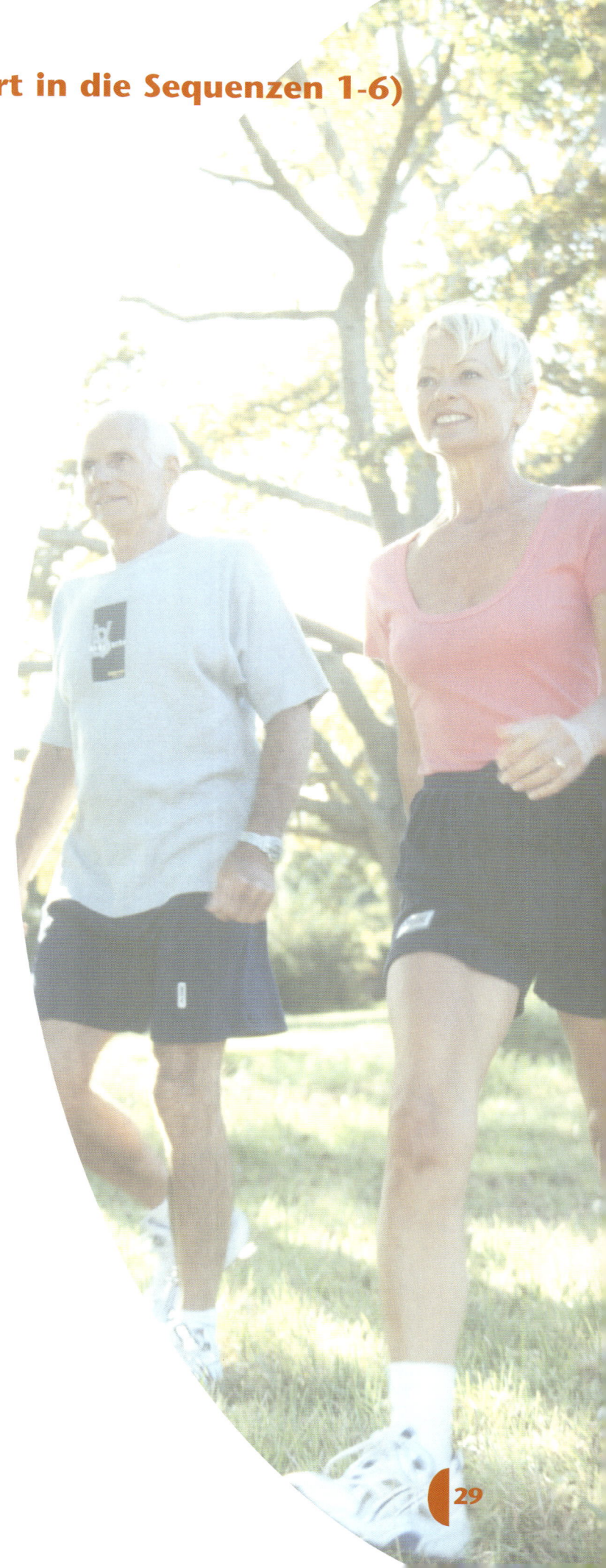

PROGRAMMSEQUENZEN

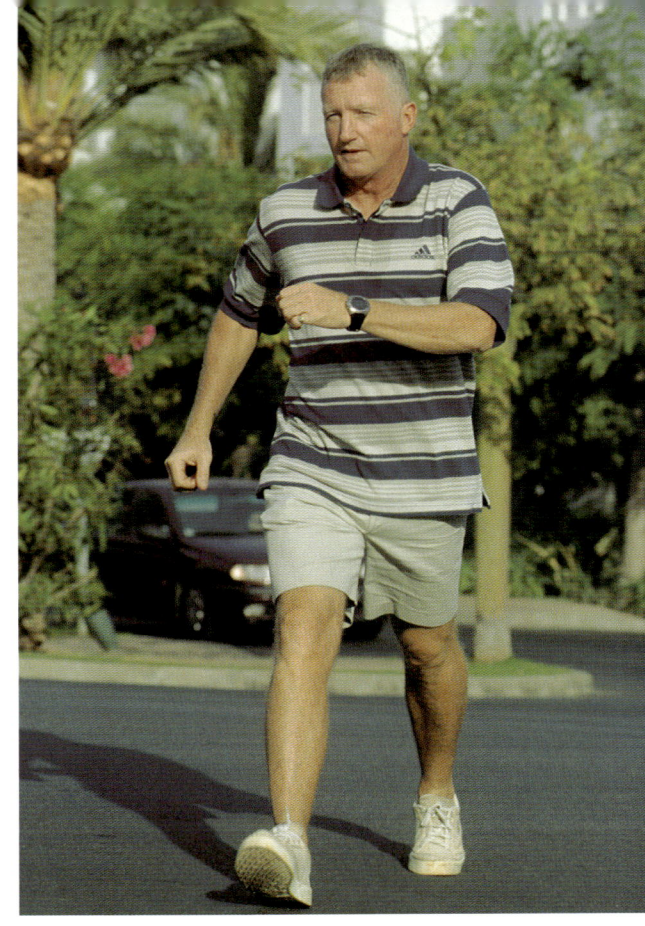

Einen Überblick über die vermittelten Informationen gibt Tabelle 5. Die spezifischen Inhalte der einzelnen Informationssequenzen sind in den weiterführenden Hinweisen (s. Kap. 5.1-5.5) zusammengestellt. Im Anhang finden sich Informationsblätter zu den vermittelten Themen für die Kursteilnehmer.

Die Informationssequenzen sind in den Einheiten jeweils so platziert, dass sich die vermittelten Kenntnisse unmittelbar mit praktischen Erfahrungen und konkretem Erleben verknüpfen lassen.

Information	Schwerpunktthemen
I 1	Kursziele und -inhalte
I 2	Walking-Ausrüstung
I 3	Basis-Walk-Technik
I 4	Belastungsdosierung 1: Herzfrequenz, Belastungspuls
I 5	Walking-Test
I 6	Belastungsdosierung 2: Subjektives Anstrengungsempfinden, Borg-Skala
I 7	Sportliche Aktivität und Wohlbefinden
I 8	Gehschule 1: Fußabrollverhalten
I 9	Gehschule 2: Knieverhalten und Rhythmus
I 10	Gehschule 3: Oberkörper, Armführung, Kopfhaltung
I 11	Kräftigen
I 12	Propriozeptives Training 1
I 13	Propriozeptives Training 2
I 14	Dehnen
I 15	Entspannung
I 16	Walking-Wirkungen auf das Herz-Kreislauf-System
I 17	Sicherheitsaspekte beim Walking
I 18	Weitere Bewegungsaktivitäten nach dem Kurs
I 19	Literatur
I 20	Wichtige Adressen

Tabelle 5: Übersicht über die Informationen

Eine solche Verbindung von Kenntnisvermittlung und praktischer Erfahrung macht die betreffenden Informationen nicht nur einsichtiger, sondern erleichtert auch ihre Übertragung in entsprechende Verhaltensweisen (vgl. Tiemann, 1998).

Bei der praktischen Umsetzung der vermittelten Informationen erfolgt weitergehend eine Aufmerksamkeitslenkung auf die zuvor erörterten Sachverhalte und damit ein Einbezug der subjektiven Wahrnehmung der Teilnehmer. So werden Informationen über Bedeutung und Möglichkeiten der Verbesserung der Aus-

dauer nicht nur mit entsprechenden Übungsformen, sondern auch mit einer Aufmerksamkeitszentrierung auf die jeweiligen Körperprozesse (z. B. Veränderungen der Atmung usw.) verbunden. Die Lenkung der Aufmerksamkeit erfolgt – je nach Wahrnehmungsgegenstand – durch verbale Hinweise, Fühlen, bestimmte Übungsfolgen, Kontrasterfahrungen oder den Einsatz von methodischen Hilfsmitteln wie etwa Pulsmessgeräten. In diesem Zusammenhang werden, wenn nötig, auch Hilfen bei der Verarbeitung, Bewertung und Einordnung des Wahrgenommenen gegeben (vgl. Tiemann, 1998).

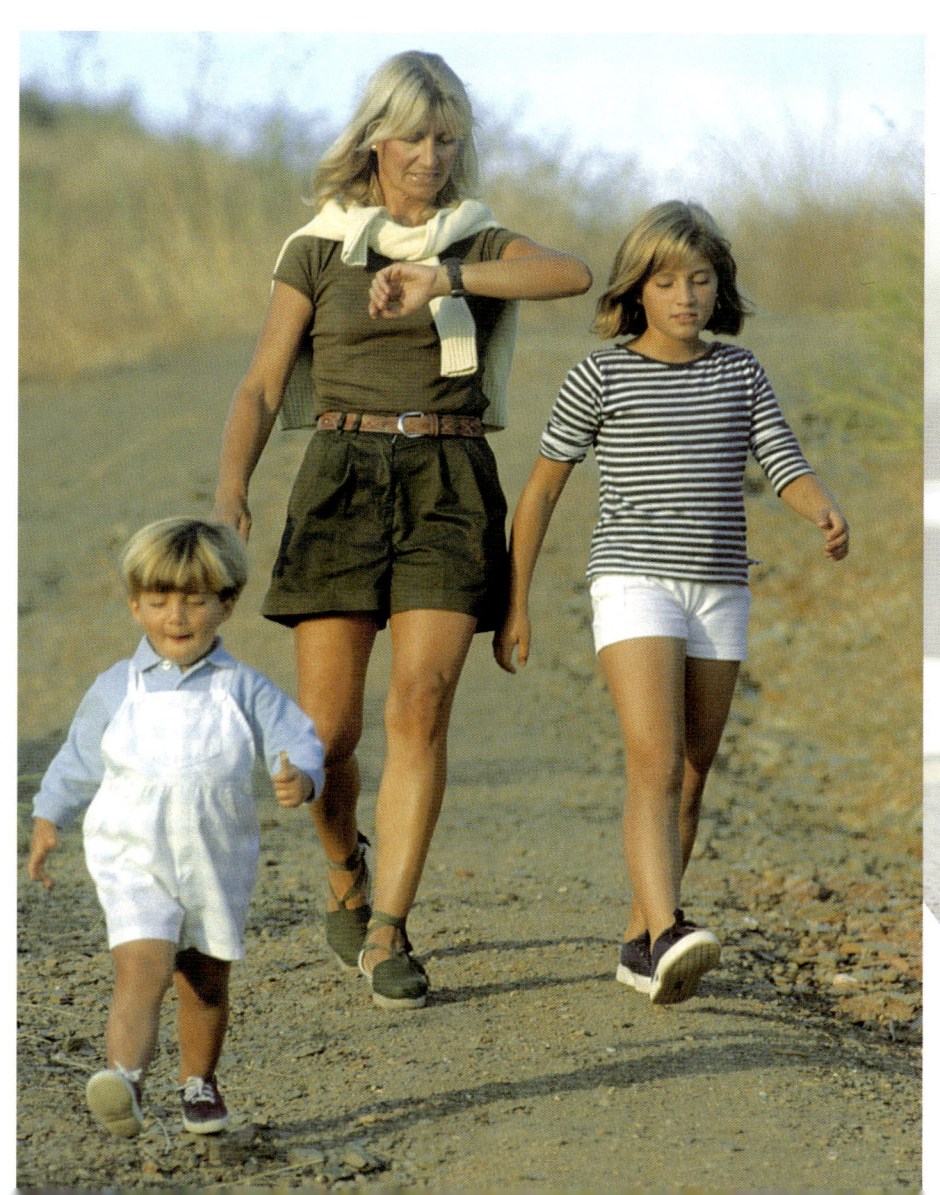

DIE 12 KURSEINHEITEN DES WALKING PROGRAMMS

Kurseinheit 1

Sequenz (Zeit)	Inhalte
Einstieg/ Information (15 min)	• Begrüßung; Vorstellung. • I 1 Informationen zu Kurszielen und -inhalten: Die Teilnehmer nennen ihre individuellen Wünsche und Ziele in Bezug auf das Programm, die anschließend in der gesamten Kursgruppe besprochen werden. Auf dieser Grundlage werden dann die konkreten Ziele und Inhalte des Kurses erläutert (siehe S. 59). • I 2: Informationen zur Walking-Ausrüstung (siehe S. 107).
Einstimmung/ Erwärmung (15 min)	E 1 Kommunikationsspiel (siehe. S. 56).
HAUPTTEIL Ausdauer/Walking/ Information (30 min)	• I 3 Informationen zur Basis-Walking-Technik (Abrolltechnik des Fußes, Kniebeugung, angewinkelte Armhaltung) (siehe S. 62f.) und zur Pulsmessung am Handgelenk. • Walking (15-20 min)
Kraft/Dehnfähigkeit (20 min)	D 1 Wadenmuskulatur D 2 Vordere Oberschenkelmuskulatur D 3 Hintere Oberschenkelmuskulatur D 4 Brustmuskulatur D 5 Hintere Hals-Nacken-Muskulatur D 6 Seitliche Hals-Nacken-Muskulatur K 2 Rückenmuskulatur K 1 Bauchmuskulatur (Übungen, siehe S. 78-86).
Entspannung (5 min)	ES 1 Ausschütteln von Armen und Beinen (siehe S. 91)
Erfahrungsaustausch/ Gespräch (5 min)	• Kurze Reflexion der Kurseinheit. • Ankündigung des Themenschwerpunkts für die nächste Kurseinheit. • Hausaufgabe: Messung des Ruhepulses üben.

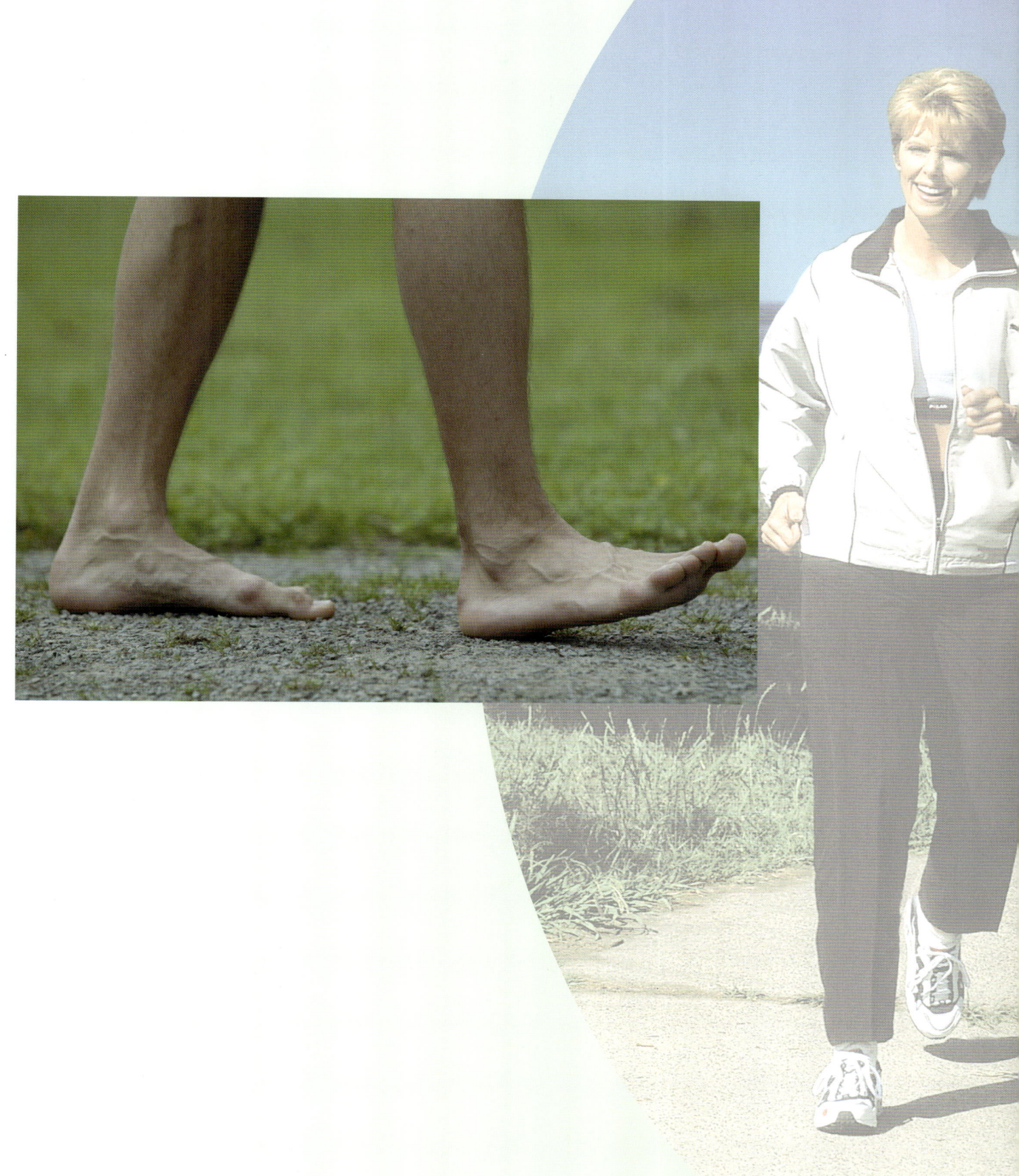

KURSEINHEITEN

Sequenz (Zeit)	Inhalte
Einstieg/ Information (10 min)	• Begrüßung; Rückblick auf die letzte Kurseinheit; Erläuterung der Stundeninhalte. • I 4 Informationen zur Pulsfrequenz als Belastungskriterium beim Walking (siehe S. 59f.). • Messung und Eintragung des Ausgangspulses.
Einstimmung/ Erwärmung (15 min)	• Wiederholung der Basis-Walking-Technik (siehe S. 62f.). • E 2 Schatten-Walking/Imitations-Walking (siehe S. 56).
HAUPTTEIL Information/ Ausdauer/Walking (40 min)	• I 5 Erklärung zur Bedeutung und Durchführung des 2-km-Walking-Tests (15-25 min) (siehe S. 64ff.). • Durchführung des Walking-Tests. • Messung und Eintragung von Belastungspuls und Erholungspuls.
Kraft/Dehnfähigkeit (15 min)	D 1 Wadenmuskulatur D 2 Vordere Oberschenkelmuskulatur D 7 Hüftbeugemuskulatur K 1 Bauchmuskulatur K 2 Rückenmuskulatur D 5 Hintere Hals-Nacken-Muskulatur D 6 Seitliche Hals-Nacken-Muskulatur (Übungen, siehe S. 78-87).
Entspannung (5 min)	ES 2 Ausschütteln mit Partner (siehe S. 91).
Erfahrungsaustausch/ Gespräch (5 min)	• Kurze Reflexion der Kurseinheit. • Ankündigung des Themenschwerpunkts für die nächste Kurseinheit.

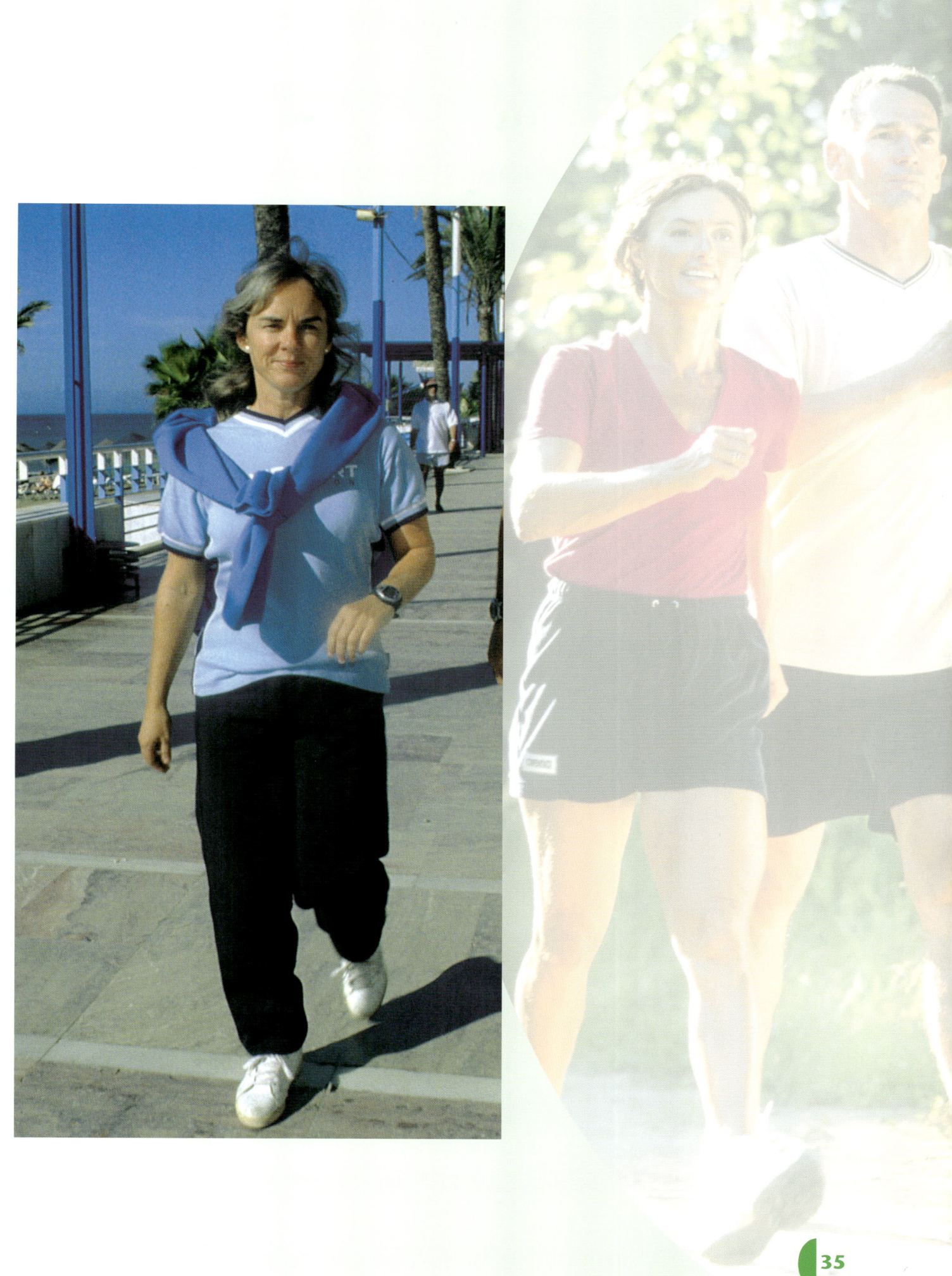

Kurseinheit 3

Sequenz (Zeit)	Inhalte
Einstieg/Information (15 min)	• Begrüßung; Rückblick auf die letzte Kurseinheit; Erläuterung der Stundeninhalte. • Auswertung des Walk-Tests erläutern und austeilen. • Messung und Eintragung des Ausgangspulses.
Einstimmung/ Erwärmung (10 min)	E 3 Kennenlernspiel (siehe S. 57).
HAUPTTEIL Information/ Ausdauer/Walking (40 min)	I 6 Belastungsdosierung nach dem subjektiven Anstrengungsempfinden (siehe S. 68). • Walking mit unterschiedlicher Intensität (% von HF_{max}), auch in Spielformen (30 min): 5 min mit 50 % 10 min mit 60 % 2 min mit 75 % 5 min mit 60 % 8 min mit 50 % • Messung und Eintragung von Belastungspuls und Erholungspuls
Kraft/Dehnfähigkeit (15 min)	D 1 Wadenmuskulatur D 2 Vordere Oberschenkelmuskulatur D 7 Hüftbeugemuskulatur K 1 Bauchmuskulatur K 2 Rückenmuskulatur D 8 Untere Rückenmuskulatur (Übungen, siehe S. 78-88).
Entspannung (5 min)	ES 3 Tennisballmassage, Igelballmassage (siehe S. 91).
Erfahrungsaustausch/ Gespräch/Information (5 min)	• Kurze Reflexion der Kurseinheit. I 7 Sportliche Aktivität und psychisches Wohlbefinden (siehe S. 100). • Ankündigung des Themenschwerpunkts für die nächste Kurseinheit.

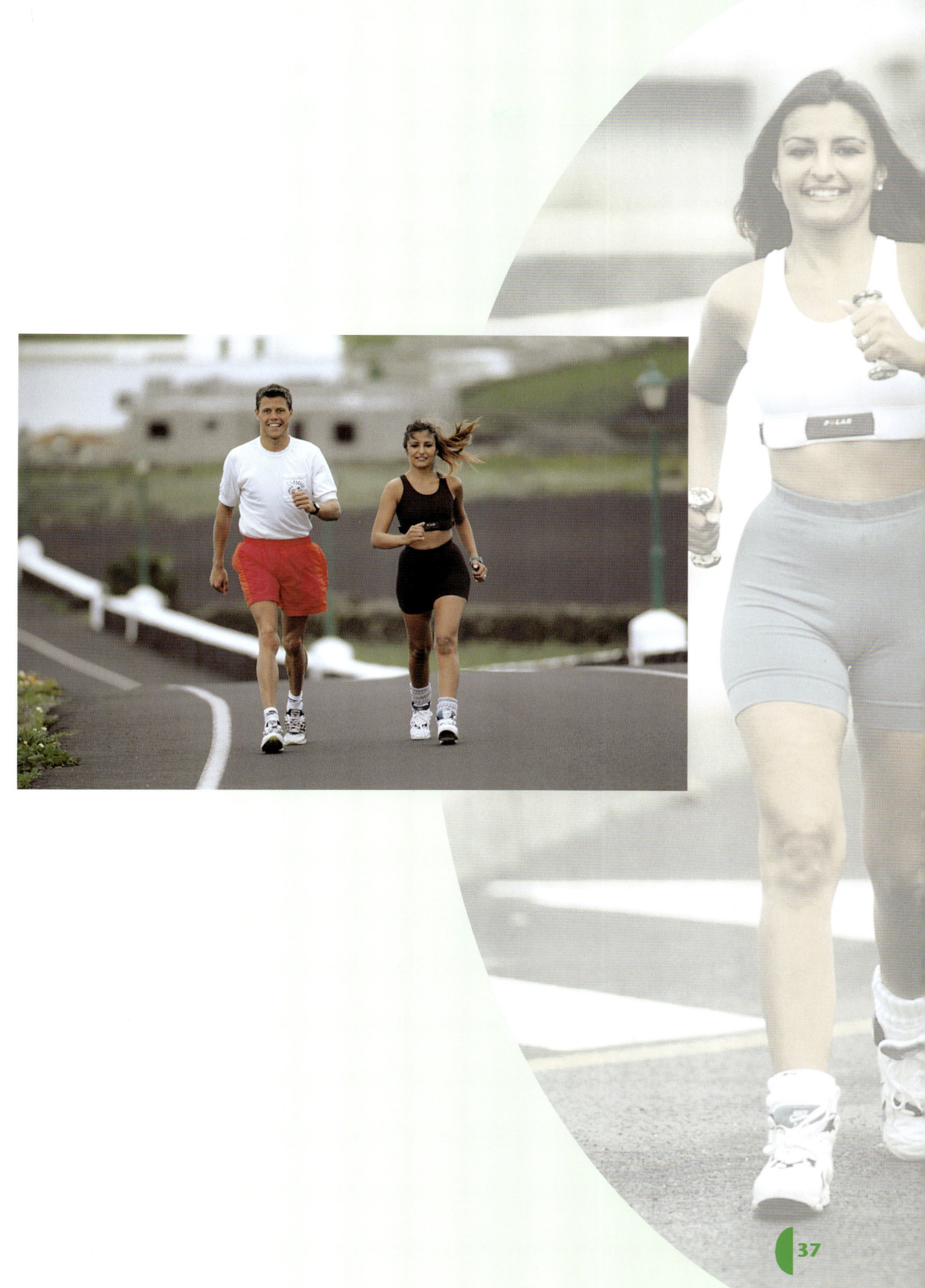

KURSEINHEITEN

Sequenz (Zeit)	Inhalte
Einstieg (5 min)	• Begrüßung; Rückblick auf die letzte Kurseinheit; Erläuterung der Stundeninhalte. • Messung und Eintragung des Ausgangspulses.
Einstimmung/ Erwärmung (15 min)	E 4 Fußgängerzone (siehe S. 57).
HAUPTTEIL Information/ Ausdauer/Walking (45 min)	• I 8 Gehschule 1: Fußabrolltechnik (siehe S. 70). • Walking (30 min) mit unterschiedlicher Intensität (% von HF_{max}): 10 min mit 60 % 5 min mit 75 % 10 min mit 60 % 5 min mit 50 % • Messung und Eintragung von Belastungspuls und Erholungspuls.
Kraft/Dehnfähigkeit (15 min)	D 1 Wadenmuskulatur D 2 Vordere Oberschenkelmuskulatur D 3 Hintere Oberschenkelmuskulatur K 1 Bauchmuskulatur K 2 Rückenmuskulatur D 8 Untere Rückenmuskulatur (Übungen, siehe S. 78-88).
Entspannung (5 min)	ES 4 Atemübung: Vokalatmung (siehe S. 92)
Erfahrungsaustausch/ Gespräch (5 min)	• Kurze Reflexion der Kurseinheit. • Ankündigung des Themenschwerpunkts für die nächste Kurseinheit.

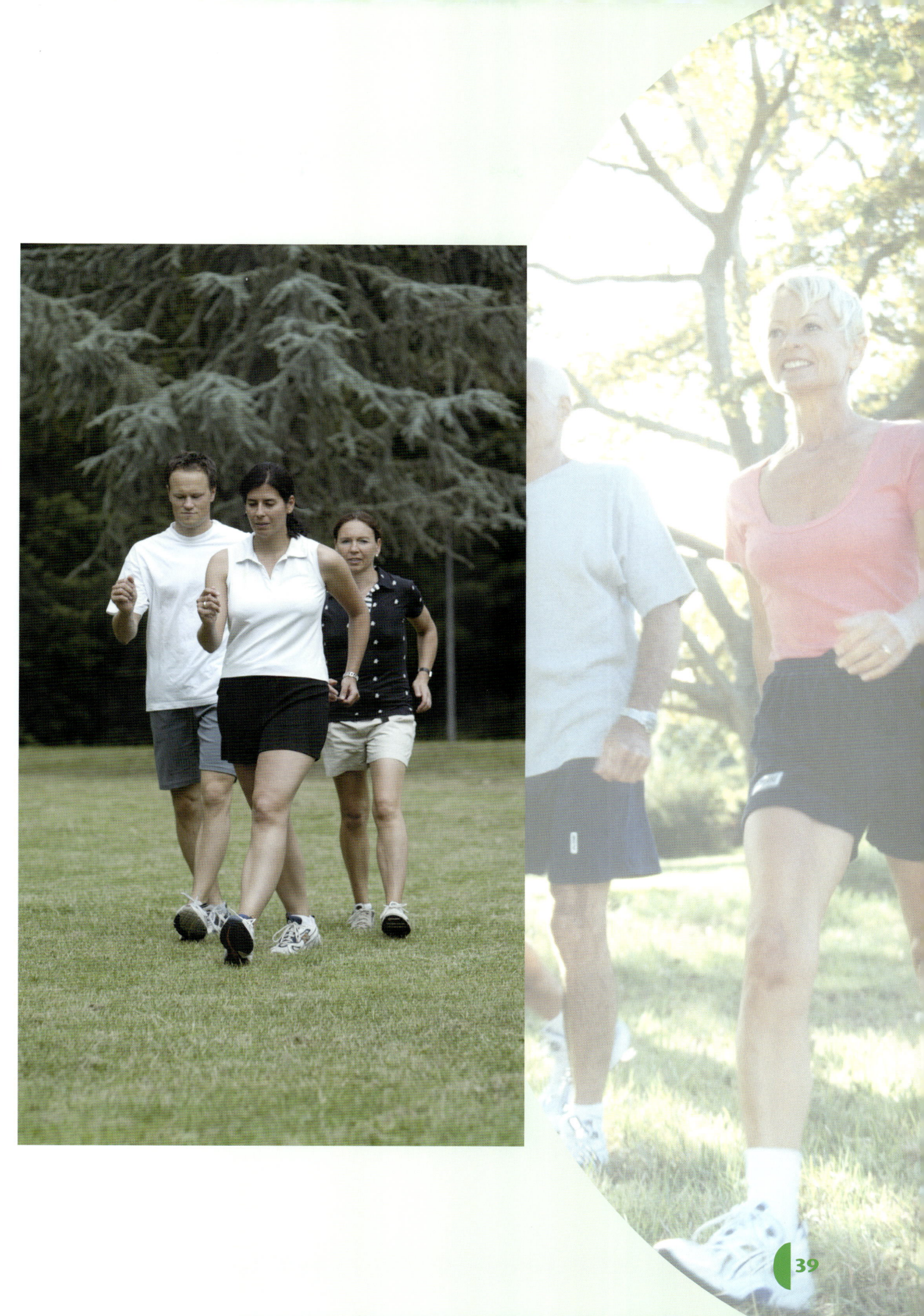

Kurseinheit 5

Sequenz (Zeit)	Inhalte
Einstieg (5 min)	• Begrüßung; Rückblick auf die letzte Kurseinheit; Erläuterung der Stundeninhalte. • Messung und Eintragung des Ausgangspulses.
Einstimmung/ Erwärmung (15 min)	E 5 Sechstagerennen (siehe S. 57).
HAUPTTEIL Information/ Ausdauer/Walking (45 min)	• I 9 Gehschule 2: Kniebeugung und Rhythmus (siehe S. 71). • Walking (30 min) mit unterschiedlicher Intensität (% von HF_{max}): 10 min mit 60 % 5 min mit 75 % 10 min mit 60 % 5 min mit 50 % • Messung und Eintragung von Belastungspuls und Erholungspuls.
Kraft/Dehnfähigkeit (15 min)	D 1 Wadenmuskulatur D 2 Vordere Oberschenkelmuskulatur D 7 Hüftbeugemuskulatur K 1 Bauchmuskulatur D 4 Brustmuskulatur K 2 Rückenmuskulatur D 5 Hintere Hals-Nacken-Muskulatur D 6 Seitliche Hals-Nacken-Muskulatur (Übungen, siehe S. 78-87).
Entspannung (5 min)	ES 5 Aufmerksamkeitslenkung auf Geräusche (siehe S. 94).
Erfahrungsaustausch/ Gespräch (5 min)	• Kurze Reflexion der Kurseinheit. • Ankündigung des Themenschwerpunkts für die nächste Kurseinheit.

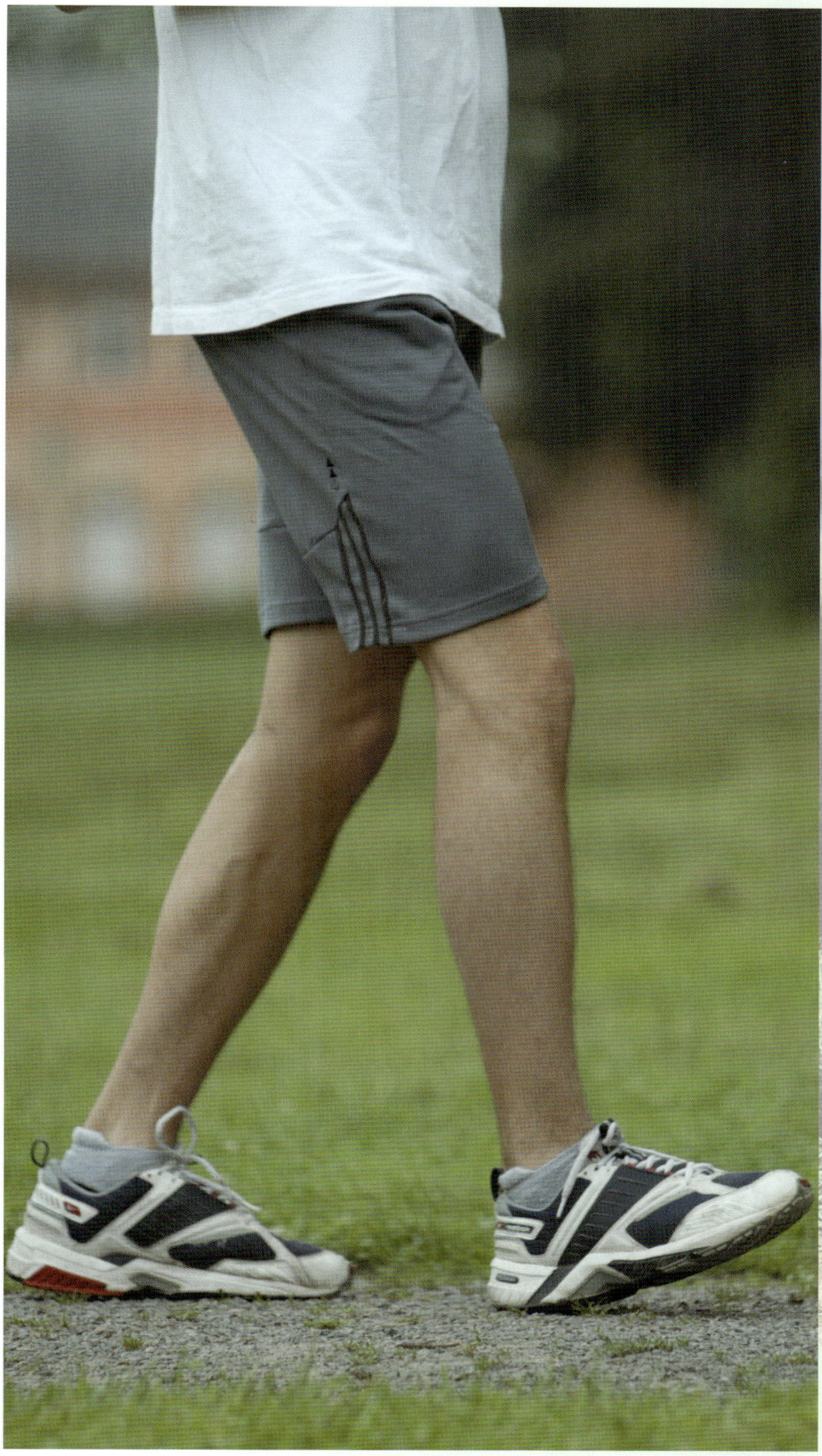

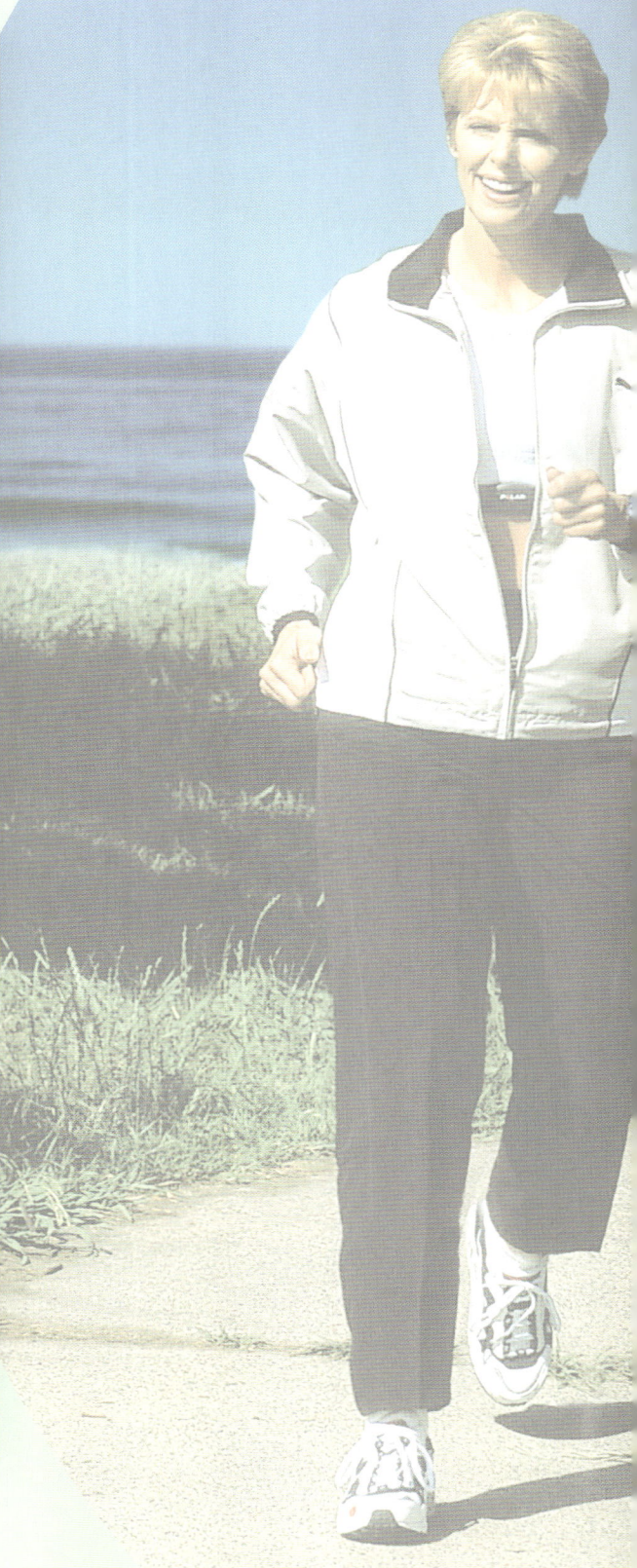

Kurseinheit 6

Sequenz (Zeit)	Inhalte
Einstieg (5 min)	• Begrüßung; Rückblick auf die letzte Kurseinheit; Erläuterung der Stundeninhalte. • Kurze Wiederholung der Technikmodule: Fußabrolltechnik, Kniebeugung, Rhythmus. • Messung und Eintragung des Ausgangspulses.
Einstimmung/ **Erwärmung** (10 min)	E 6 Autofahrerspiel (siehe S. 57).
HAUPTTEIL Information/ Ausdauer/Walking (45 min)	• I 10 Gehschule 3: Oberkörper, Armführung und Kopfhaltung • Walking (35 min) mit unterschiedlicher Intensität (% von HF_{max}): 15 min mit 60 % 5 min mit 75 % 10 min mit 60 % 5 min mit 50 % • Messung und Eintragung von Belastungspuls und Erholungspuls.
Information/ **Kraft/Dehnfähigkeit** (20 min)	• I 11 Informationen zur richtigen Ausführung von Kräftigungsübungen (siehe S. 77f.). D 1 Wadenmuskulatur D 2 Vordere Oberschenkelmuskulatur D 3 Hintere Oberschenkelmuskulatur K 1 Bauchmuskulatur D 8 Untere Rückenmuskulatur K 2 Rückenmuskulatur D 5 Hintere Hals-Nacken-Muskulatur (Übungen, siehe S. 78-88).
Entspannung (5 min)	ES 6 Ausklopfen im Kreis (siehe S. 94).
Erfahrungsaustausch/ **Gespräch** (5 min)	• Kurze Reflexion der Kurseinheit. • Ankündigung des Themenschwerpunkts für die nächste Kurseinheit.

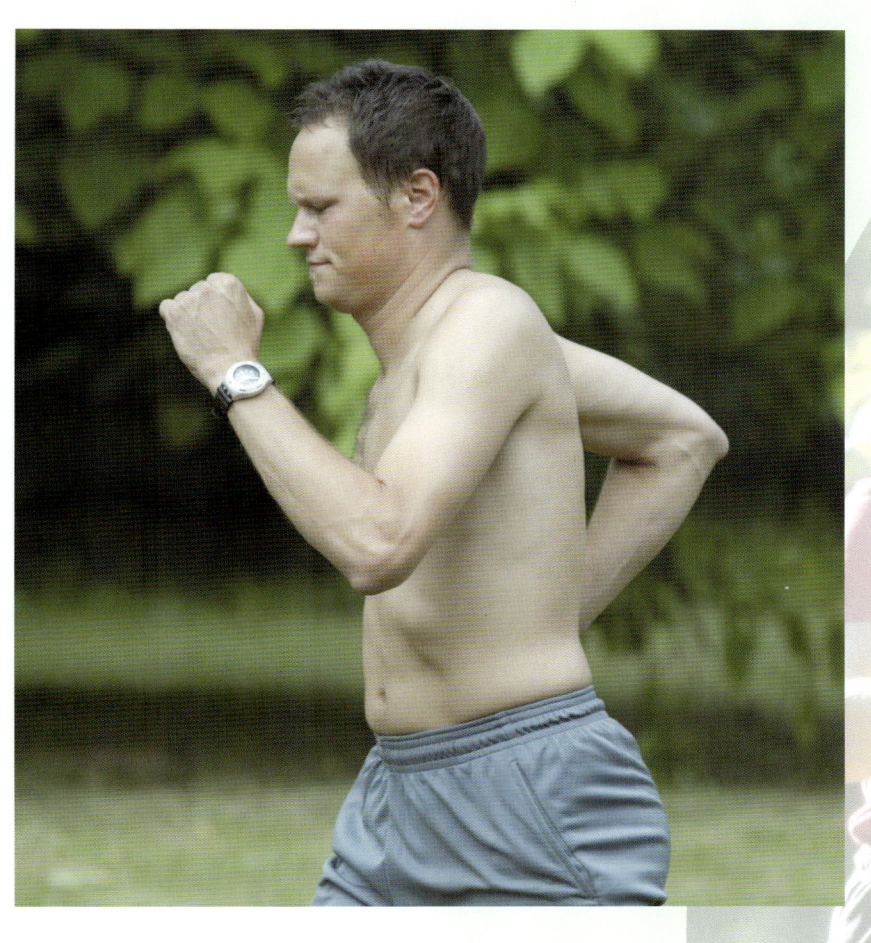

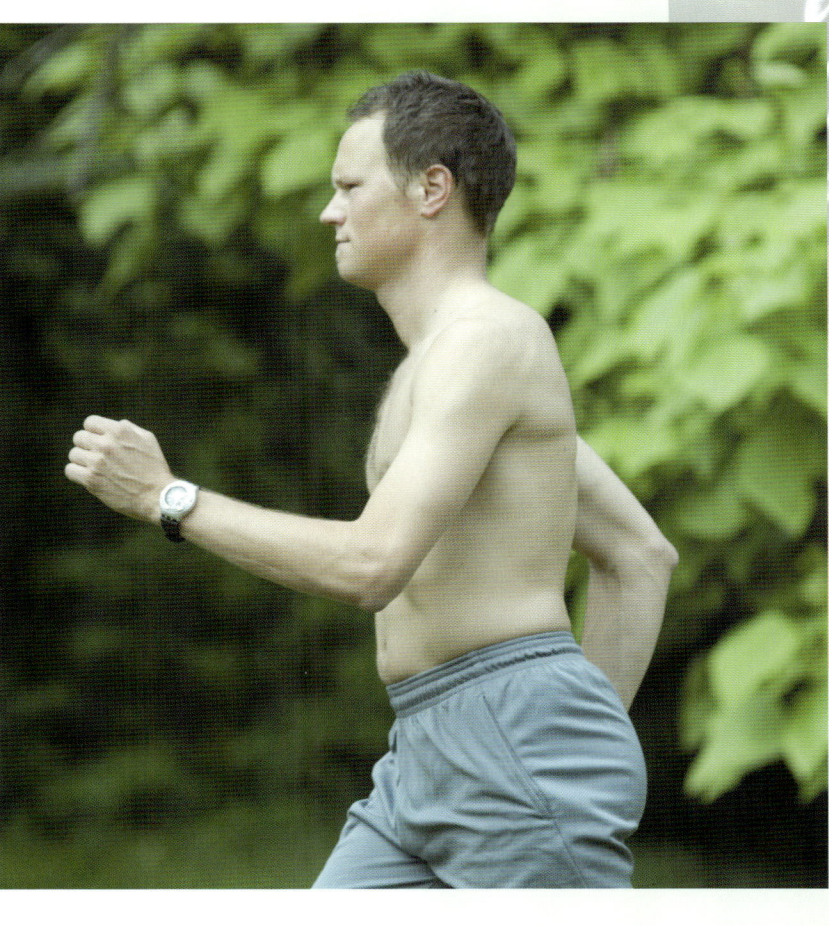

Sequenz (Zeit)	Inhalte
Einstieg (5 min)	• Begrüßung; Rückblick auf die letzte Kurseinheit; Erläuterung der Stundeninhalte. • Kurze Wiederholung der Technikmodule: Fußabrolltechnik, Kniebeugung, Armführung, Kopf- und Oberkörperhaltung. • Messung und Eintragung des Ausgangspulses.
Einstimmung/ Erwärmung (5 min)	E 7 Roboterspiel (siehe S. 57).
HAUPTTEIL Information/ Ausdauer/Walking (50 min)	• I 12 Proriozeptives Training 1 (siehe S. 73f.). • Walking in Variationen: Rückwärts gehen, auf unebenem Gelände gehen usw. • Walking (40 min) mit unterschiedlicher Intensität (% von HF_{max}): 10 min mit 60 % 15 min mit 75 % 10 min mit 60 % 5 min mit 50 % • Messung und Eintragung von Belastungspuls und Erholungspuls.
Information/ Kraft/Dehnfähigkeit (20 min)	• I 14 Informationen zur richtigen Ausführung von Dehnübungen (siehe S. 80f.). D 1 Wadenmuskulatur D 2 Vordere Oberschenkelmuskulatur K 1 Bauchmuskulatur D 8 Untere Rückenmuskulatur K 2 Rückenmuskulatur D 4 Brustmuskulatur (Übungen, siehe S. 78-88).
Entspannung (5 min)	ES 7 Versteinern (siehe S. 94)
Erfahrungsaustausch/ Gespräch (5 min)	• Kurze Reflexion der Kurseinheit. • Ankündigung des Themenschwerpunkts für die nächste Kurseinheit.

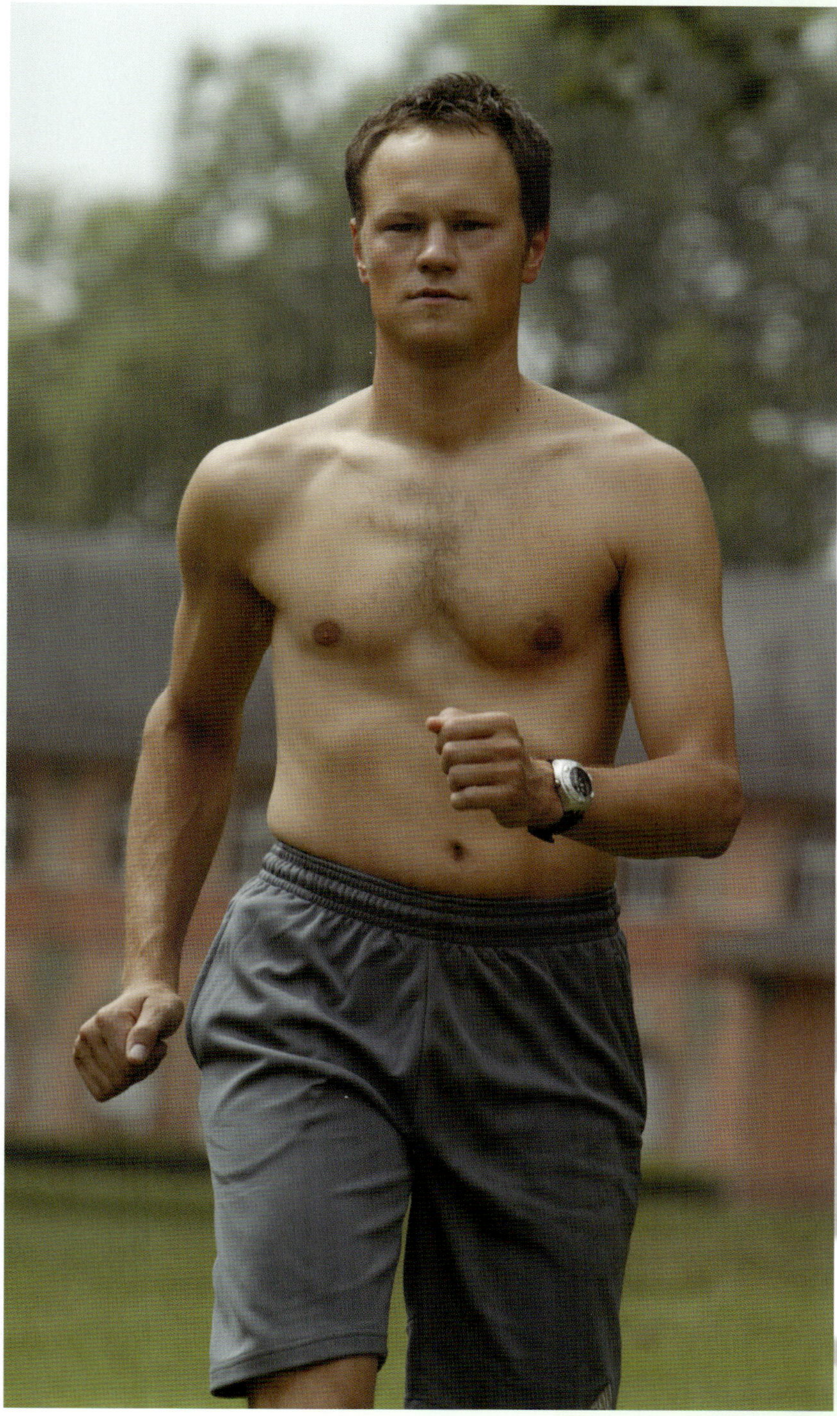

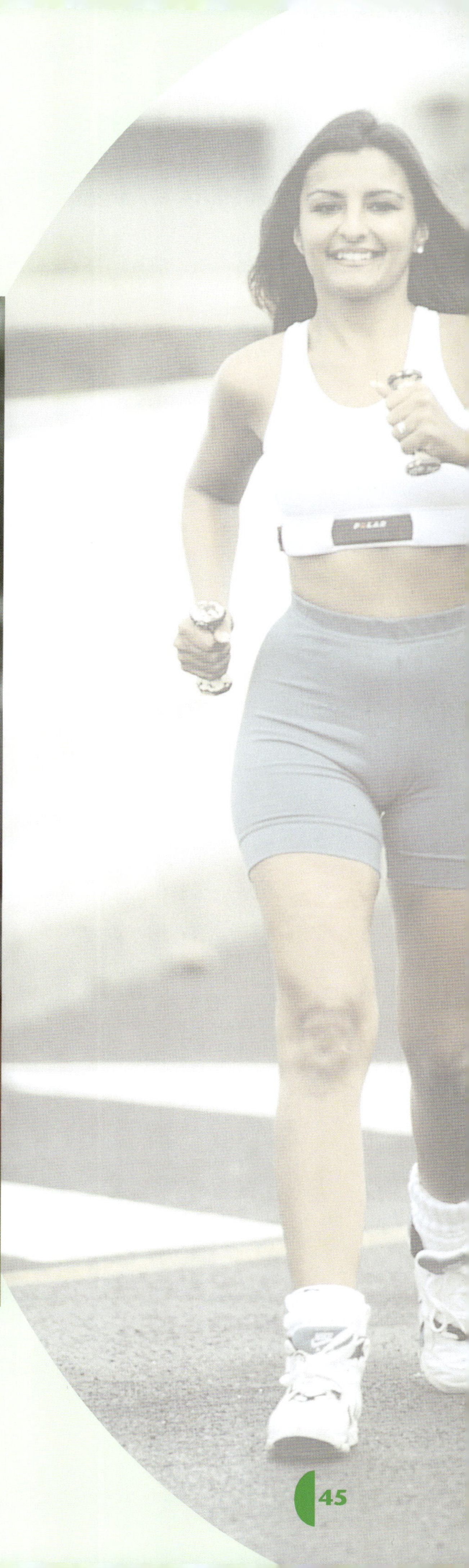

Sequenz (Zeit)	Inhalte
Einstieg (5 min)	• Begrüßung; Rückblick auf die letzte Kurseinheit; Erläuterung der Stundeninhalte. • Messung und Eintragung des Ausgangspulses.
Einstimmung/ Erwärmung (5 min)	E 8 Chauffeur (siehe S. 57).
HAUPTTEIL Information/ Ausdauer/Walking (50 min)	• I 13 Propriozeptives Training 2 (siehe S. 75) . • Walking in Variationen: Rückwärts gehen, auf unebenem Gelände gehen, mit verschiedenen Armbewegungen gehen, synchron zum Partner gehen usw. • Walking (40 min) mit unterschiedlicher Intensität (% von HF_{max}): 10 min mit 60 % 15 min mit 75 % 10 min mit 60 % 5 min mit 50 % • Messung und Eintragung von Belastungspuls und Erholungspuls.
Kraft/Dehnfähigkeit (10 min)	D 1 Wadenmuskulatur D 2 Vordere Oberschenkelmuskulatur D 7 Hüftbeugemuskulatur K 1 Bauchmuskulatur K 2 Rückenmuskulatur D 4 Brustmuskulatur (Übungen, siehe S. 78-87).
Information/ Entspannung (15 min)	• I 15 Informationen zu Bedeutung und Möglichkeiten der Entspannung (siehe S. 89f.). ES 8 Progressive Muskelrelaxation der Arme (siehe S. 94f.).
Erfahrungsaustausch/ Gespräch (5 min)	• Kurze Reflexion der Kurseinheit. • Ankündigung des Themenschwerpunkts für die nächste Kurseinheit.

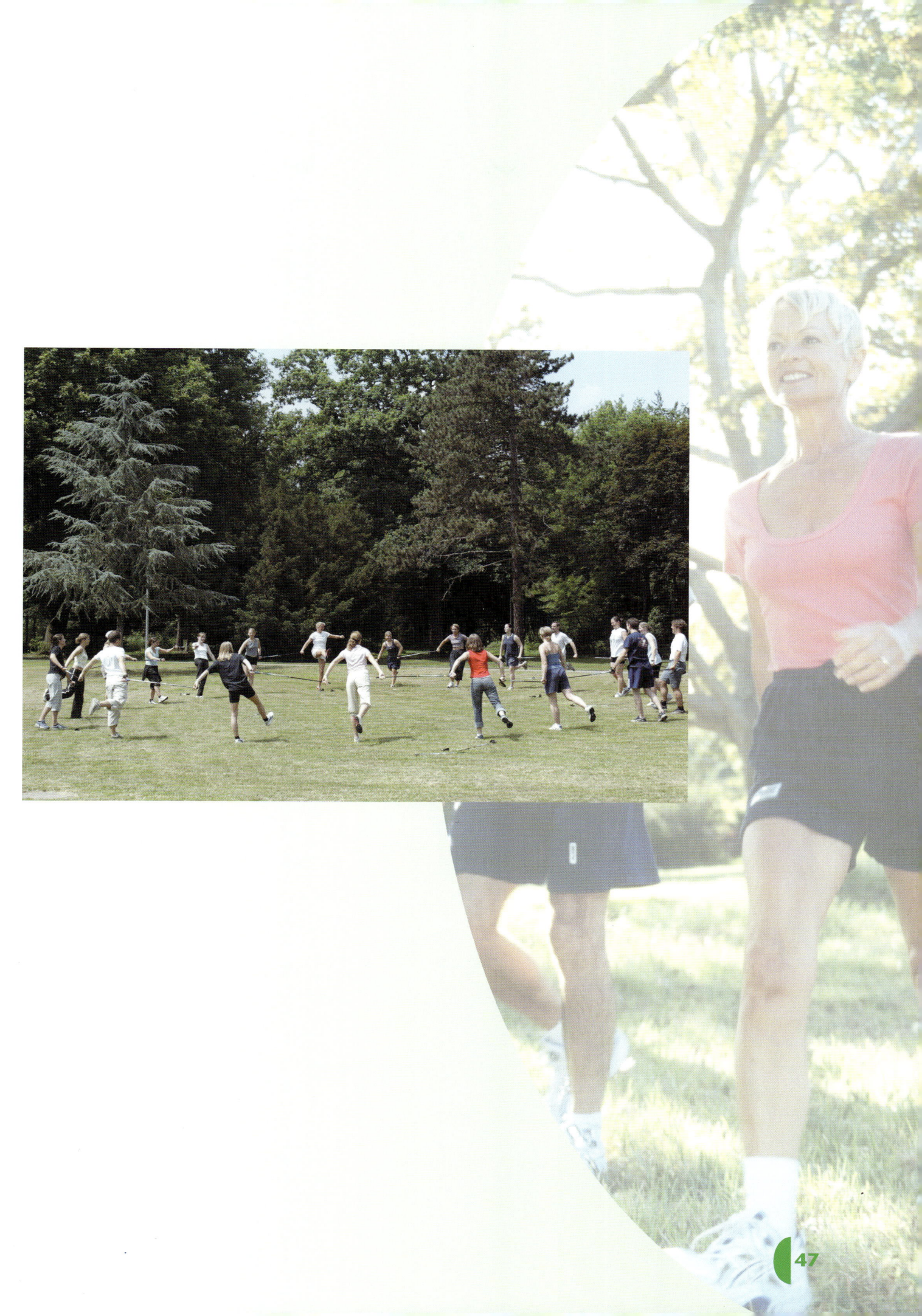

KURSEINHEITEN

Sequenz (Zeit)	Inhalte
Einstieg (2 min)	• Begrüßung; Rückblick auf die letzte Kurseinheit; Erläuterung der Stundeninhalte. • Messung und Eintragung des Ausgangspulses.
Einstimmung/ Erwärmung (5 min)	E 9 Aktivurlaub (siehe S. 57).
HAUPTTEIL Ausdauer/Walking/ Information (60 min)	• Walking (50 min) mit unterschiedlicher Intensität (% von HF_{max}): 15 min mit 60 % 20 min mit 75 % 10 min mit 60 % 5 min mit 50 % (Dabei Aufmerksamkeitslenkung auf die Walking-Technikkriterien: Fuß, Knie, Arme, Schultern, Kopf.) • Messung und Eintragung von Belastungspuls und Erholungspuls. • I 16 Wirkungen des Walkings auf das Herz-Kreislauf-System (siehe S. 76).
Kraft/Dehnfähigkeit (12 min)	D 1 Wadenmuskulatur D 2 Vordere Oberschenkelmuskulatur D 3 Hintere Oberschenkelmuskulatur K 1 Bauchmuskulatur K 2 Rückenmuskulatur D 5 Hintere Hals-Nacken-Muskulatur (Übungen, siehe S. 78-86).
Entspannung (8 min)	ES 9 Progressive Muskelrelaxation der Schultern (siehe S. 96f.).
Erfahrungsaustausch/ Gespräch (3 min)	• Kurze Reflexion der Kurseinheit. • Ankündigung des Themenschwerpunkts für die nächste Kurseinheit.

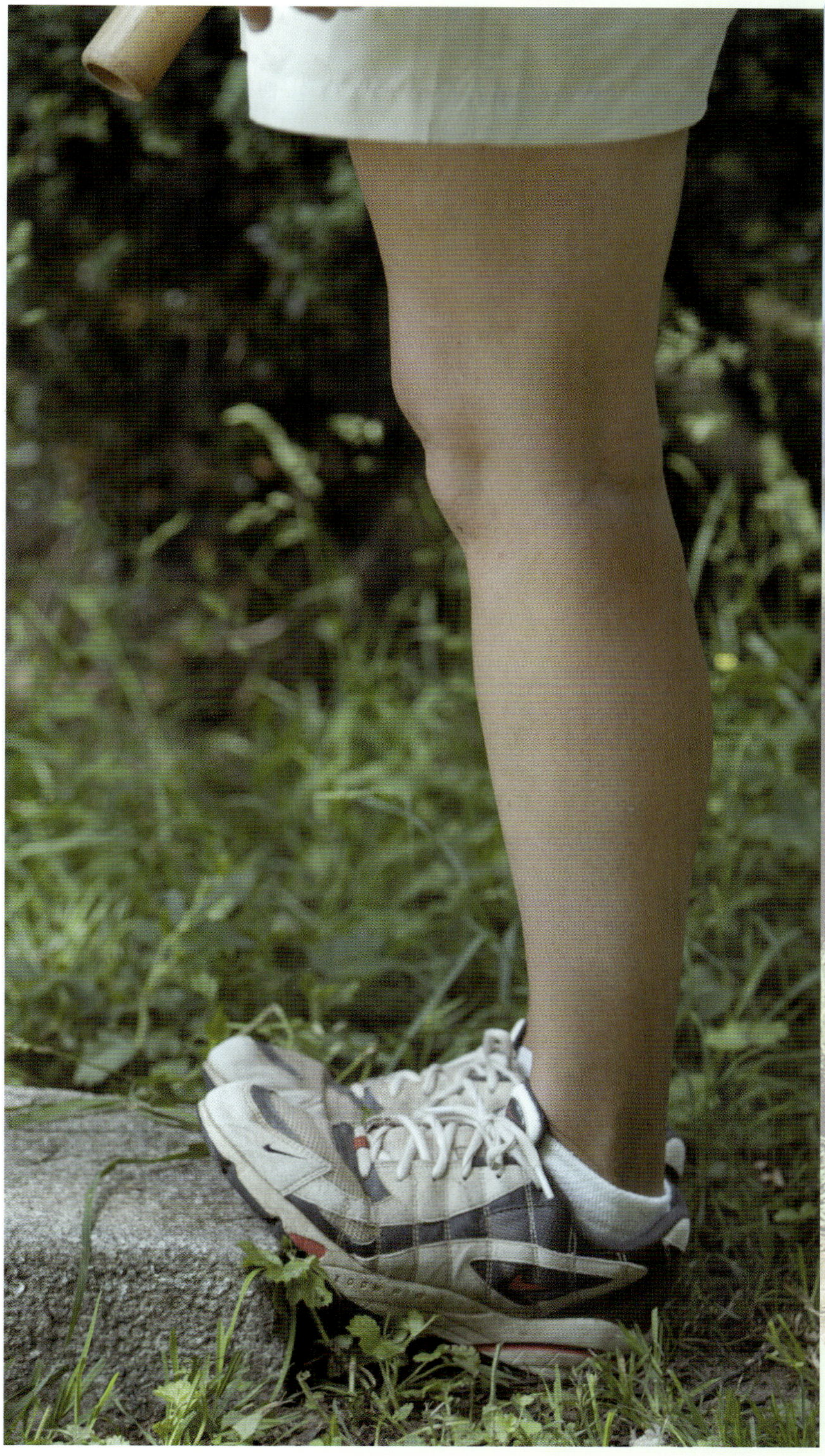

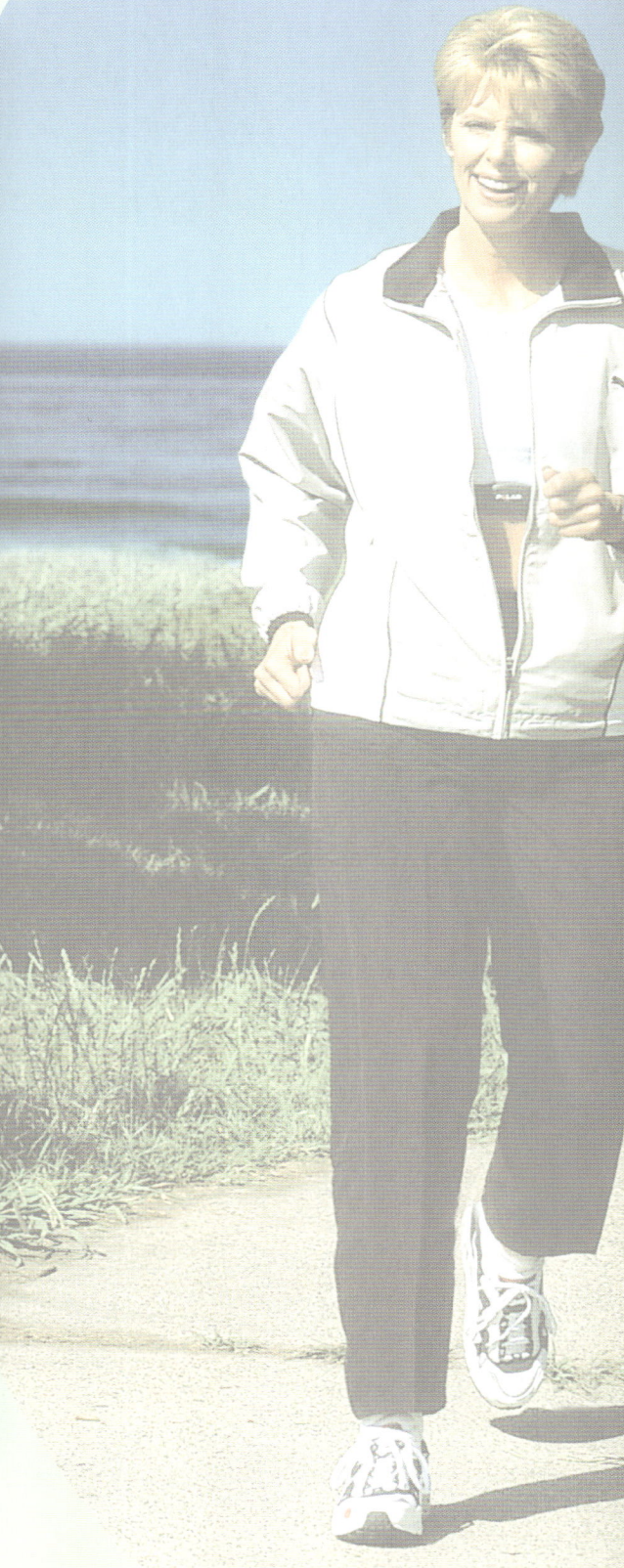

Kurseinheit 10

Sequenz (Zeit)	Inhalte
Einstieg/ Information (10 min)	• Begrüßung; Rückblick auf die letzte Kurseinheit; Erläuterung der Stundeninhalte. • I 17 Informationen zu Sicherheitsaspekten beim Walking (siehe S. 60f.). • Messung und Eintragung des Ausgangspulses.
Einstimmung/ Erwärmung (5 min)	E 10 Autobahnraststätte (siehe S. 58).
HAUPTTEIL Ausdauer/Walking (55 min)	• Walking (55 min) mit unterschiedlicher Intensität (% von HF_{max}): 10 min mit 60 % 25 min mit 75 % 15 min mit 60 % 5 min mit 50 % (Dabei Sensibilisierung für: richtiges Bergab-Walken, richtiges Atmen, Fehlerkontrolle). • Messung und Eintragung von Belastungspuls und Erholungspuls.
Kraft/Dehnfähigkeit (10 min)	D 1 Wadenmuskulatur D 2 Vordere Oberschenkelmuskulatur K 1 Bauchmuskulatur K 2 Rückenmuskulatur D 8 Untere Rückenmuskulatur D 4 Brustmuskulatur (Übungen, siehe S. 78-88).
Entspannung (8 min)	ES 10 Progressive Muskelrelaxation der Beine (siehe S. 98f.).
Erfahrungsaustausch/ Gespräch (2 min)	• Kurze Reflexion der Kurseinheit. • Ankündigung des Abschlusswalktests in der nächsten Kurseinheit.

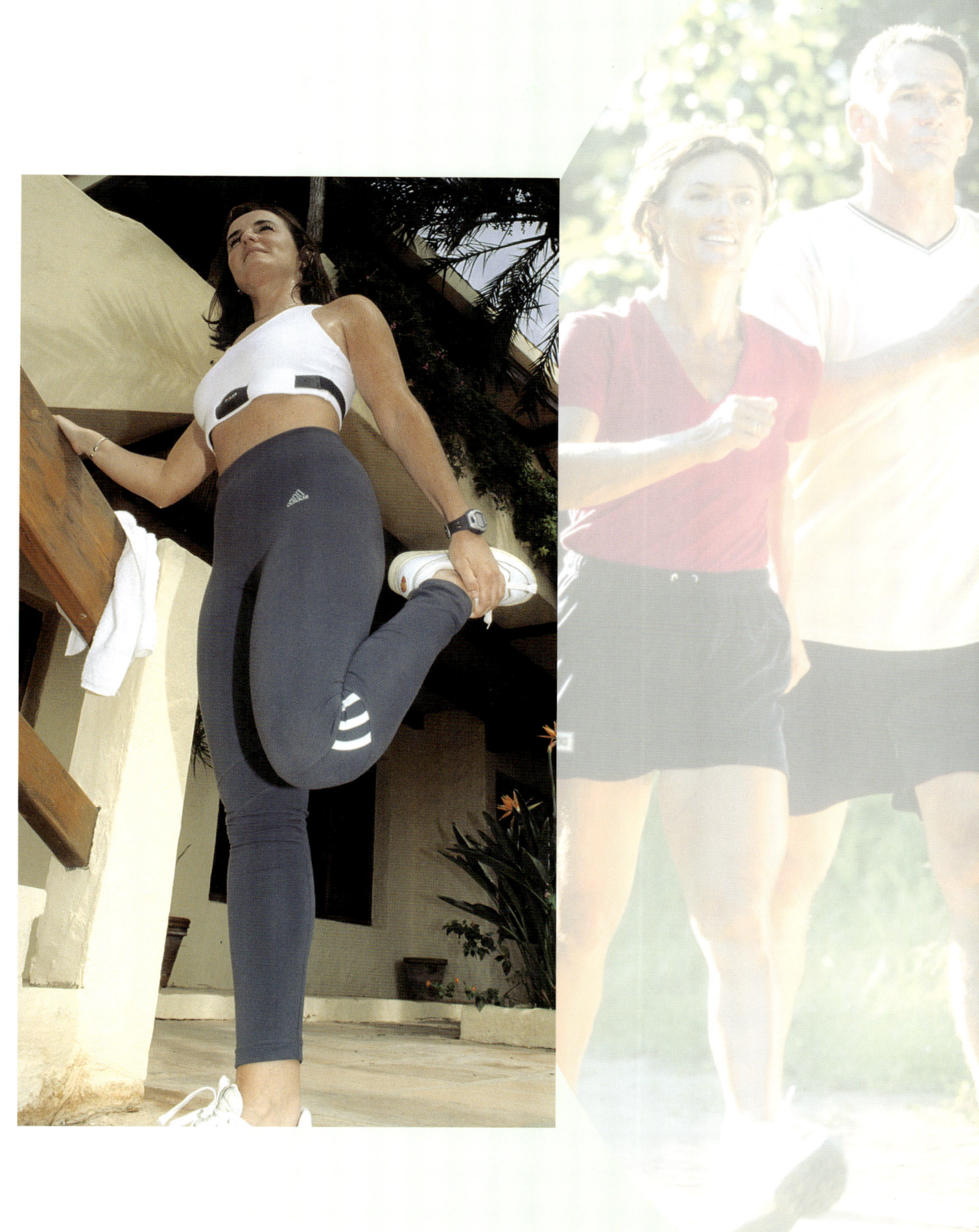

Kurseinheit 11

Sequenz (Zeit)	Inhalte
Einstieg (10 min)	• Begrüßung; Rückblick auf die letzte Kurseinheit; Erläuterung der Stundeninhalte. • Erläuterung des „Wie" und „Warum" des Walking-Tests. • Messung und Eintragung des Ausgangspulses.
Einstimmung/ Erwärmung (10 min)	E 11 Gehen in Variationen (siehe S. 58)
HAUPTTEIL Information/ Ausdauer/Walking (30 min)	• I 5 Walking-Test (siehe S. 64ff.). • Durchführung des 2-km-Walking-Tests. • Messung und Eintragung von Belastungspuls und Erholungspuls. • Lockeres Auswalken.
Information/ Kraft/Dehnfähigkeit (25 min)	• I 7 Informationen zum Zusammenhang zwischen Walking (sportlicher Aktivität) und psychischem Wohlbefinden (Wiederholung, siehe S. 100). D 1 Wadenmuskulatur D 2 Vordere Oberschenkelmuskulatur D 3 Hintere Oberschenkelmuskulatur K 1 Bauchmuskulatur D 4 Brustmuskulatur (Übungen, siehe S. 78-85).
Entspannung (10 min)	Variationen von Entspannungsübungen.
Erfahrungsaustausch/ Gespräch (5 min)	• Kurze Reflexion der Kurseinheit. • Ankündigung der Zielsetzung der letzten Kurseinheit.

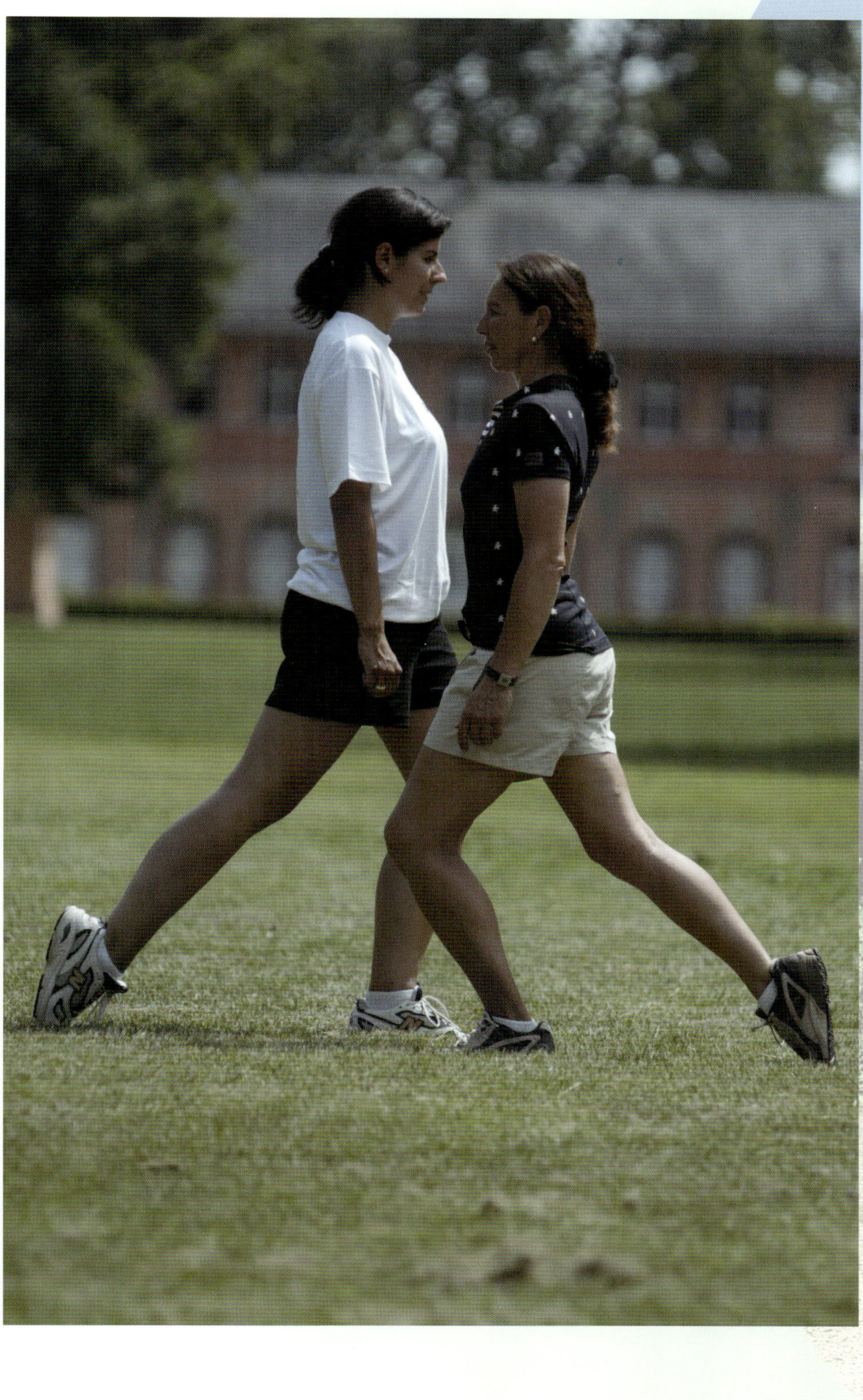

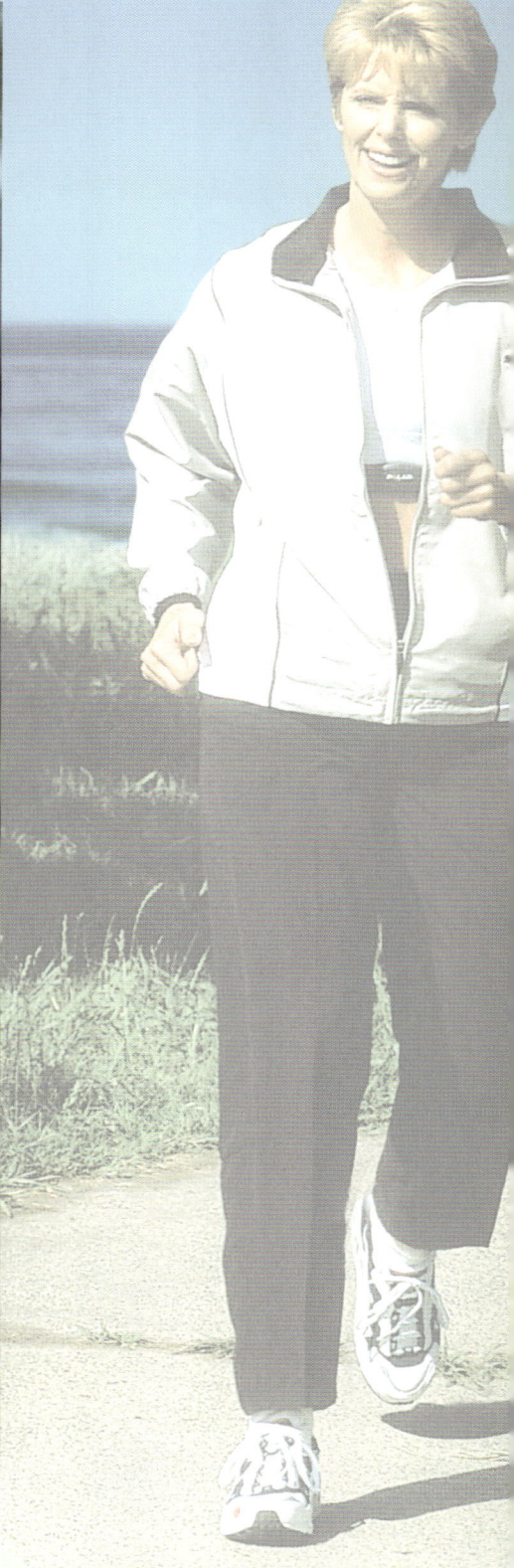

Kurseinheit **12**

Sequenz (Zeit)	Inhalte
Einstieg (2 min)	• Begrüßung; Rückblick auf die letzte Kurseinheit; Erläuterung der Stundeninhalte. • Messung und Eintragung des Ausgangspulses.
Einstimmung/ Erwärmung (3 min)	E 12 Einüben von Aufwärmübungen.
HAUPTTEIL Ausdauer/Walking (60 min)	• Walking (60 min) mit unterschiedlicher Intensität (% von HF_{max}): 15 min mit 60 % 25 min mit 75 % 15 min mit 60 % 5 min mit 50 % • Messung und Eintragung von Belastungspuls und Erholungspuls.
Kraft/Dehnfähigkeit (5 min)	D 1 Wadenmuskulatur D 2 Vordere Oberschenkelmuskulatur D 3 Hintere Oberschenkelmuskulatur (Übungen, siehe S. 82-84).
Entspannung (5 min)	Variationen von Entspannungsübungen.
Information/ Erfahrungsaustausch/ Gespräch (15 min)	I 18 Weitere Bewegungsaktivitäten und selbstständiges Walken nach dem Kurs: (siehe S. 101). Gemeinsames Erarbeiten von Möglichkeiten zur Fortführung von Bewegungsaktivitäten nach Beendigung des Kurses; Animation/Motivation zur Fortführung von Bewegungsaktivitäten. • Regelmäßige Kursteilnahme und Kursabschluss feiern (z. B. Kaffee und Kuchen). • Teilnehmerunterlagen (I 19 und I 20) verteilen.

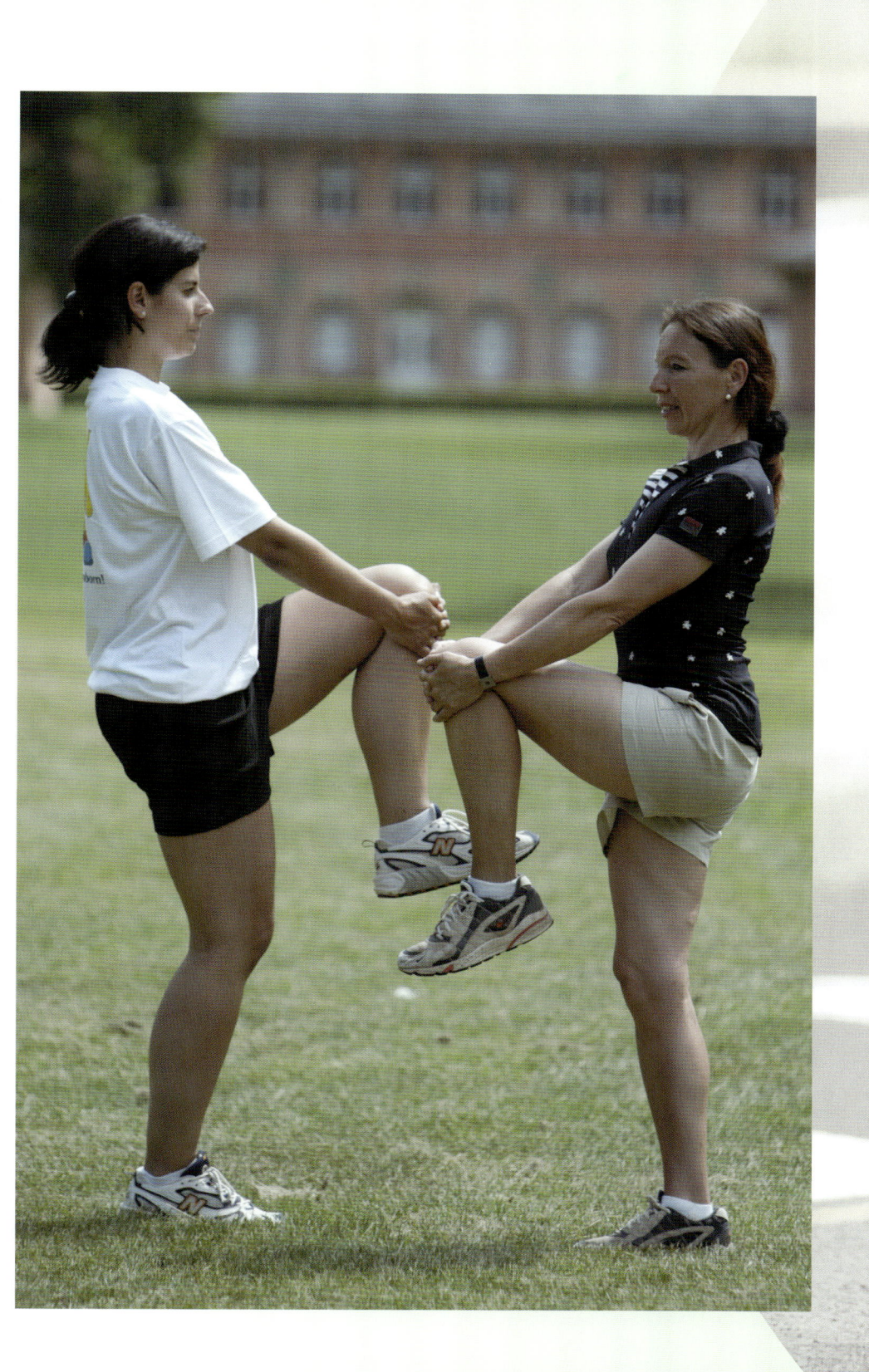

5 ERGÄNZENDE HINWEISE ZU DEN 12 KURSEINHEITEN

5.1 Hinweise zu den Einstiegs- sowie Einstimmungs-/Erwärmungssequenzen und den integrierten Informationen

Im Folgenden werden die zur Einstimmung und Erwärmung durchgeführten Spiele ausführlich beschrieben.

Einstimmungs- und Erwärmungssequenzen (E)

E 1: Kommunikationsspiel
Die Teilnehmer bewegen sich im vorher festgelegten Gelände durcheinander und begrüßen sich auf verschiedene Art und Weise mit Namensnennung. Die Kursleitung gibt die Art der Begrüßung vor (z. B.

rechte/linke Hand geben, rechten/linken Arm einhaken und gemeinsam eine Drehung durchführen). Zum Namen ergänzend auch das Alter, die Körpergröße, das Hobby o. Ä. nennen. Des Weiteren lässt sich die Art der Fortbewegung variieren.

E 2: Schatten-Walking/Imitations-Walking
Ein Partner walkt auf unterschiedlichen Wegen durch das Gelände, der andere folgt ihm wie ein Schatten – Partnerwechsel. Ein Teilnehmer führt beim Walken verschiedene Bewegungen aus, die vom Partner imitiert werden – Partnerwechsel.

Kommunikationsspiel

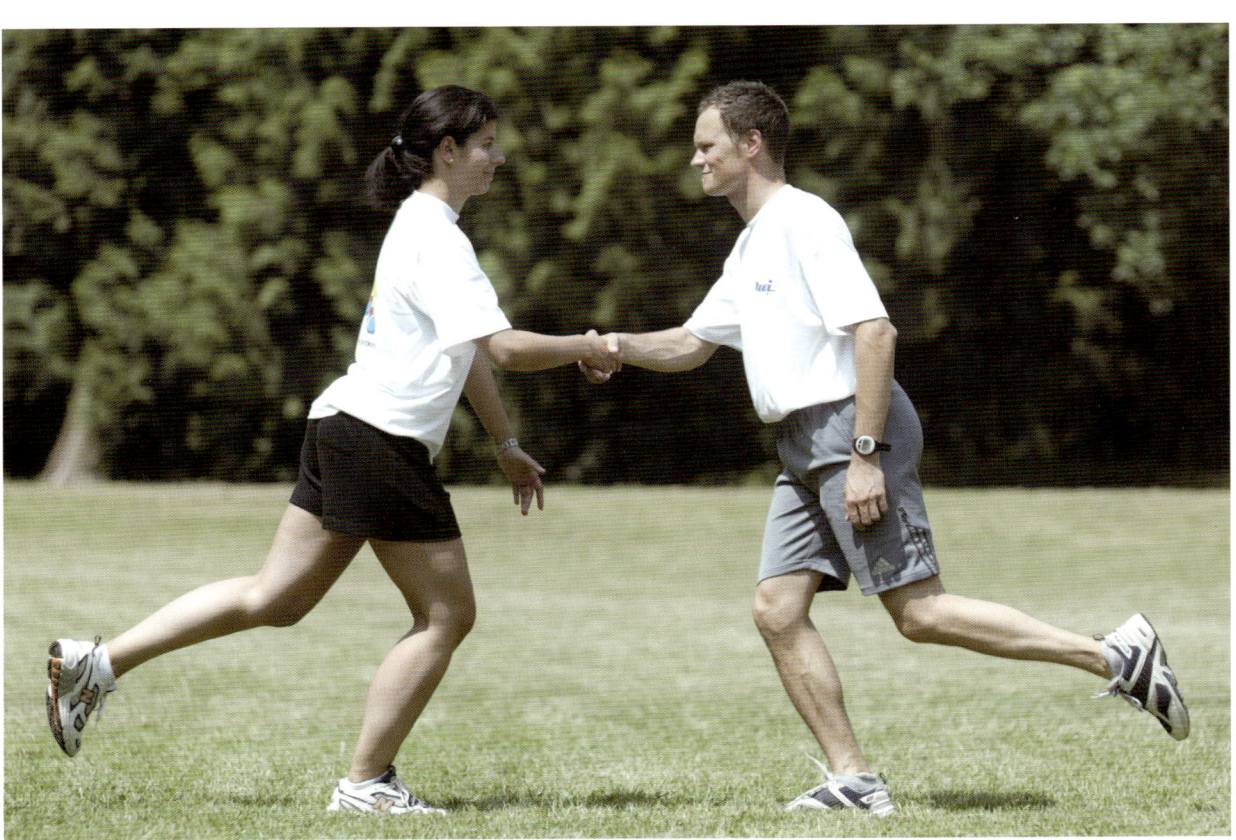

E 3: Kennenlernspiel

Die Teilnehmer stehen im Kreis und fragen jeweils den rechten und linken Nachbarn nach ihren Namen (gegebenenfalls auch nach weiteren Daten, z. B. Wohnort, Sternbild oder Interessen). Danach geht einer der Teilnehmer in die Mitte des Kreises und spricht einzelne Personen an. Sagt er: „Zipp", soll ihm die angesprochene Person die Daten des linken, bei „Zapp" die des rechten Nachbarn nennen. Auf das Stichwort „Zipp-Zapp" wechseln alle ihre Plätze und das Spiel beginnt von neuem. Wer sich verspricht oder die Angaben über seinen Nachbarn vergessen hat, löst den Teilnehmer in der Mitte ab.

E 4: Fußgängerzone

Es werden verschiedene Gehvariationen ausgeführt: gemütlich gehen, gehetzt gehen, schleichen, schlendern, wie Mannequins gehen, stolzieren, wandeln, von Kindern gezogen werden, eilen (halb gehend, halb laufend), walken.

E 5: Sechstagerennen

Es werden Dreiergruppen gebildet und diese jeweils in den Ecken eines vorher festgelegten Rechtecks platziert. Die Gruppen bestimmen die Reihenfolge ihrer Walker. Dann geht in allen Gruppen „Nr. 1" eine Runde und nimmt am Ausgangspunkt „Nr. 2" mit auf die nächste Runde. Danach wird „Nr. 3" abgeholt. Nach der dritten absolvierten Runde bleibt „Nr. 1" am Ausgangspunkt stehen, nach der nächsten Runde „Nr. 2" und schließlich „Nr. 3".

E 6: Autofahrerspiel

Viergruppen stellen sich so auf, als würden sie die Plätze des Fahrers, des Beifahrers und die Plätze auf der Rückbank eines Autos besetzen. Der „Fahrer" startet und lenkt das Auto, indem er langsam losgeht. Die anderen drei bleiben bei der Fahrt so lange auf ihren Plätzen, bis der „Fahrer" eine Vierteldrehung nach rechts oder links macht. Damit verändern sich dann die Positionen und Aufgaben der anderen Autoinsassen.

E 7: Roboterspiel

In Dreiergruppen: Ein „Roboterlenker" führt zwei „Roboter" mittels Handberührungen durch das Gelände. Berührung auf dem Rücken bedeutet geradeaus gehen, Berührung der linken oder rechten Schulter eine Vierteldrehung in die entsprechende Richtung. Der Roboterlenker führt die Roboter abschließend wieder zusammen – danach Partnerwechsel.

E 8: Chauffeur

Zwei Partner stehen hintereinander, der vordere ist das „Auto", der hintere Partner der „Chauffeur". Der vordere Partner (das Auto) hält seine Arme als Stoßdämpfer nach vorne und schließt seine Augen. Der Chauffeur legt seine Hände auf die Schultern des Vordermanns und lenkt sein „Auto" an den Schultern durch den „Verkehr".

E 9: Aktivurlaub

Die Kursleitung sagt: „Ich fahre in den Urlaub und werde dort schwimmen." – Alle Teilnehmer imitieren das Schwimmen. Danach sagt ein Teilnehmer z. B.: „Ich fahre in den Urlaub und werde dort schwimmen und walken." – Diese Aktivitäten werden wiederum von allen imitiert. Dieses Spiel wird durch weitere Teilnehmer fortgesetzt, sodass sich eine Bewegungskette bildet.

E 10: Autobahnrastätte
- Rund ums Auto walken – auf der Stelle gehen.
- Ein Bein auf den Kotflügel legen und die hintere Oberschenkelmuskulatur dehnen – Paare bilden und den Kotflügel simulieren, indem ein Partner das Bein des anderen hält.
- Letkiss tanzen.
- Auf dem Spielplatz der Raststätte die Treppe zu einem Klettergerät hinaufgehen – Kniehebegang.
- Hangeln an einem Seil oder einer Brückenleiter.
- Seilchen aus dem Kofferraum holen und Seilchenspringen (beidbeinig, einbeinig).

- Allen Leuten auf dem Rastplatz zeigen, wie beweglich man noch ist und langsam eine Kniebeuge machen, ohne die Fersen vom Boden zu heben.
- Da die Sonne scheint, gut mit Schutzfaktor 30 einreiben – ganzen Körper im aufrechten Stand einmassieren.
- Vor der Weiterfahrt noch 5 x tief durchatmen.

E 11 und E 12: Gehen in Variationen
Es werden verschiedene Gehvariationen ausgeführt, z. B. vorwärts und rückwärts, seitwärts, mit großen und kleinen Schritten, auf Zehenspitzen, schnell, langsam, in Handfassung mit Partner usw.

Roboterspiel

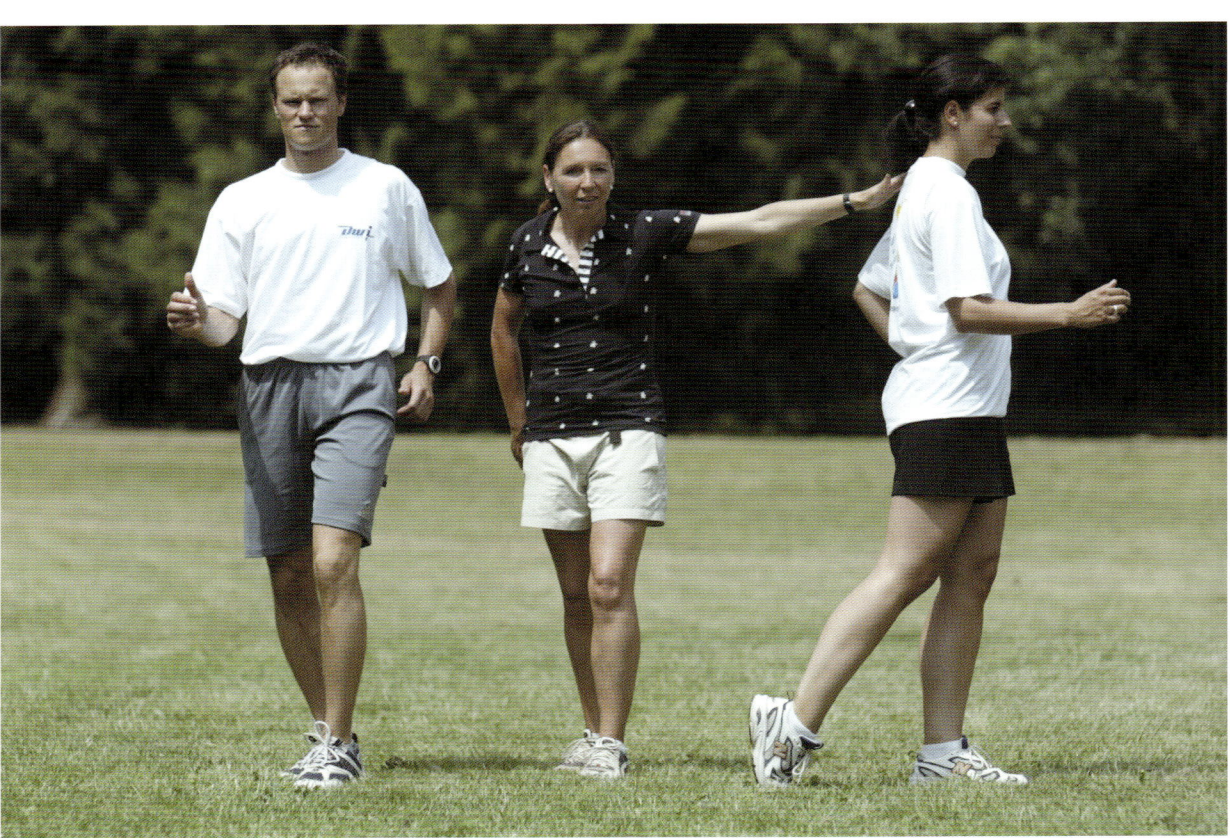

Informationen (I)

I 1: Kursziele und -inhalte:

Wichtige Kursziele des 12-Wochen-Programms Walking sind:

1. 60 Minuten dauerhaft walken zu können.
2. Die Ausdauerleistungsfähigkeit zu verbessern.
3. Einen funktionellen Gang zu erlernen.
4. Handlungskompetent in Sachen funktioneller gymnastischer Basisübungen zu werden.
5. Ein Ganzkörpertrainingsprogramm zu erlernen.
6. Mit Freude walken zu können.

Die Kurseinheiten umfassen jeweils sieben Sequenzen:

1. Einstieg
2. Einstimmung/Erwärmung
3. Ausdauer/Walking (Hauptteil)
4. Kraft/Dehnfähigkeit
5. Entspannung
6. Erfahrungsaustausch/Gespräch
7. Information

I 2: Die Walking Ausrüstung:
Siehe S. 107

I 4: Die Pulsfrequenz als Belastungskriterium beim Walking

Die einfachste Form der Belastungskontrolle stellt die Ermittlung des Belastungspulses dar. Dies kann manuell geschehen durch Palpation des Pulses am Handgelenk oder am Hals oder genauer mithilfe

Die einfachste Faustregel für die Belastungspulsfrequenz (Baumsche Regel) lautet:

Belastungspuls = 180 – Lebensalter

Lebensalter	Maximalpuls (HF$_{max}$) 220 - Lebensalter	Trainingspuls für Einsteiger 60-70 % von HF$_{max}$	Trainingspuls für Fortgeschrittene 70-80 % von HF$_{max}$
20	200	120-140	140-160
25	195	117-137	137-156
30	190	114-133	133-152
35	185	111-130	130-148
40	180	108-126	126-144
45	175	105-123	123-140
50	170	102-119	119-136
55	165	99-116	116-132
60	160	96-112	112-128
65	155	93-109	109-124
70	150	90-105	105-120

Tabelle 6: Belastungspulsfrequenz (Orientierungswerte für das Walking nach Bös)

ERGÄNZENDE HINWEISE

eines elektronischen Herzfrequenzmessgeräts. Die Trainingspulsfrequenz hängt vom Alter und dem Maximalpuls ab. Die optimale Belastungspulsfrequenz, d. h. die Anzahl der Pulsschläge pro Minute, die während bzw. unmittelbar nach dem Walking erreicht werden sollte, kann mittels der Tabelle 6 (siehe S. 59) bestimmt werden.

Etwas komplexer ist die Belastungsherzfrequenzformel nach Karvonen, bei der auch der Ruhepuls berücksichtigt wird:

Trainingspuls = Prozentsatz x (HF_{max} – Ruhepuls) + Ruhepuls

Der Prozentsatz liegt zwischen 0,6 (60 % = untere Grenze) und 0,75 (75 % = obere Grenze).

Bei Angaben zur Belastungspulsfrequenz ist zu beachten, dass diese stets nur als Orientierungswerte dienen. Die individuelle Herzfrequenz kann davon erheblich abweichen.

Wichtig:
Falls regelmäßig Medikamente zur Herz-Kreislauf-Regulation eingenommen werden, sollte vor Beginn des Trainings der behandelnde Arzt befragt werden. Bei der Einnahme von Betablockern liegt die Belastungsherzfrequenz rund 20 Schläge/Minute unter den angegebenen Grenzwerten.

I 17: Sicherheitsaspekte beim Walking
Walking ist eine sanfte Ausdauersportart, die sich für alle Leistungs- und Altersgruppen eignet. Die Belastung beim Walking lässt sich gut dosieren und die Beanspru-

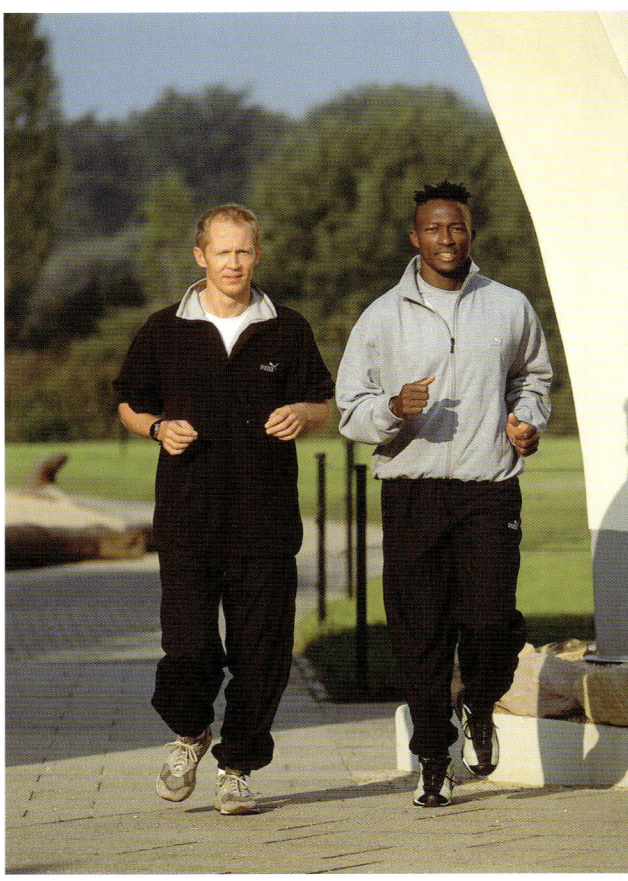

chung für Gelenke, Sehnen, Bänder und Wirbelsäule ist geringer als bei vielen anderen Ausdauersportarten (z. B. Jogging). Auch Sporteinsteiger, Übergewichtige oder Ältere können diese Sportart unter fachkundiger Anleitung gefahrlos ausüben.
    Um die gefahrlose Ausübung von Walking zu gewährleisten und um prekären Situationen schon im Vorfeld vorzubeugen, sind ein paar wesentliche Tipps zu beachten:

- Ab dem 40. Lebensjahr sollten Sie sich regelmäßig einer ärztlichen Untersuchung unterziehen. Beginnen Sie erst mit Walking, wenn Sie einen ärztlichen Check-up absolviert haben.
- Achten Sie auf den Witterungsbedingungen angepasste Kleidung (nicht zu warm und immer etwas zum Überziehen mitnehmen).
- Verzichten Sie gegebenenfalls bei Glatteis, nahendem Gewitter und zu hohen Ozonwerten auf das Walking.

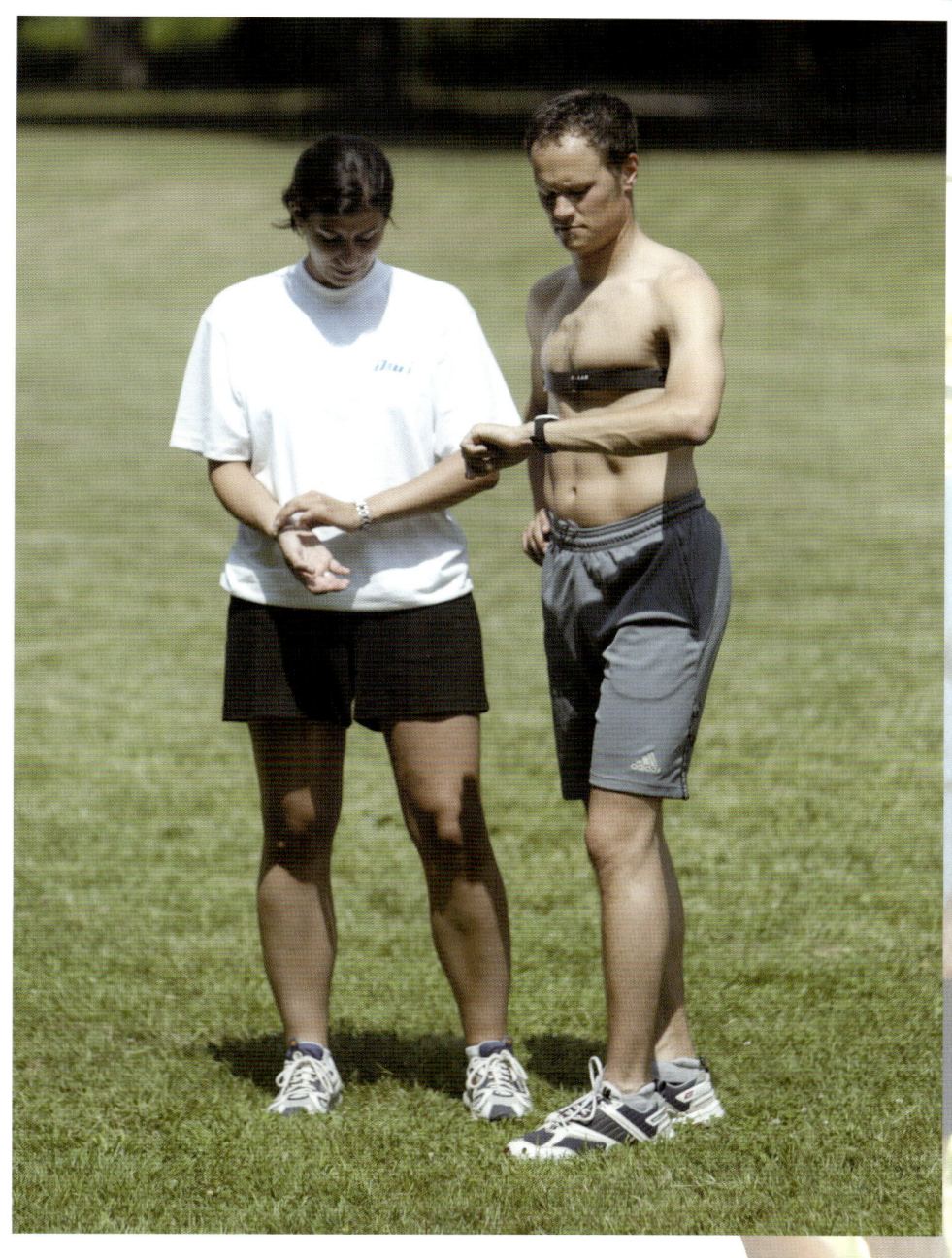

- Kontrollieren Sie Ihre Belastung (Herzfrequenz) und suchen Sie bei auftretenden Schmerzen in der Brust, eventuell mit Armausstrahlung in die linke Körperregion oder begleitet von Atemnot, sofort einen Arzt auf!
- Walken Sie nie mit einem Infekt (z. B. begleitet durch Halsschmerzen, Schnupfen usw.) oder leichtem Fieber.

- Walken Sie möglichst zu zweit und nehmen Sie nach Möglichkeit ein Handy mit.
- Fühlen Sie sich noch etwas unsicher beim Walken und müssen Sie sich noch zu sehr auf die Technik konzentrieren, wählen Sie einen Weg mit wenig Unebenheiten aus.

ERGÄNZENDE HINWEISE

5.2 Hinweise zu den Ausdauer-/Walkingsequenzen und den integrierten Informationen

I 3: 10 Punkte zur Walking-Technik und Beobachtungskriterien (B)

1. Gemäßigtes Tempo zu Beginn.
   B: Auf die Belastungskriterien achten.

2. Fersen bei leicht gebeugten Knien aufsetzen.

3. Füße über die ganze Fußsohle abrollen.

4. Fußspitzen in Gehrichtung aufsetzen.
   B: Fuß – aufsetzen + Abrollverhalten + Winkel/Schienbein.
   B: Schrittlänge.
   B: Knie – Streckung + Hub.
   B: Hüfte – Rotation + Kippung + Symmetrie zur Schulterachse.
   B: Rumpf – Rotation + Kippung + Symmetrie zur Beckenachse.

5. Arme anwinkeln und seitlich neben dem Körper mitschwingen.
   B: Arme – Winkel + Rotation + Vor-/Rückschwung.

6. Arme gegengleich schwingen.

7. Bewusst ein- und ausatmen.

8. Ca. 4-5 m nach vorne schauen.

9. Schultern locker hängen lassen.

10. Brustkorb anheben.
    B: Schultern – hochgezogen/locker + Symmetrie zur Beckenachse.
    B: Kopf – aufgerichtet/fallend (vorne/hinten).
    B: Blick – dicht abwärts/aufwärts/horizontal.
    B: Atmung – Mund geschlossen/geöffnet + Gesichtsausdruck.

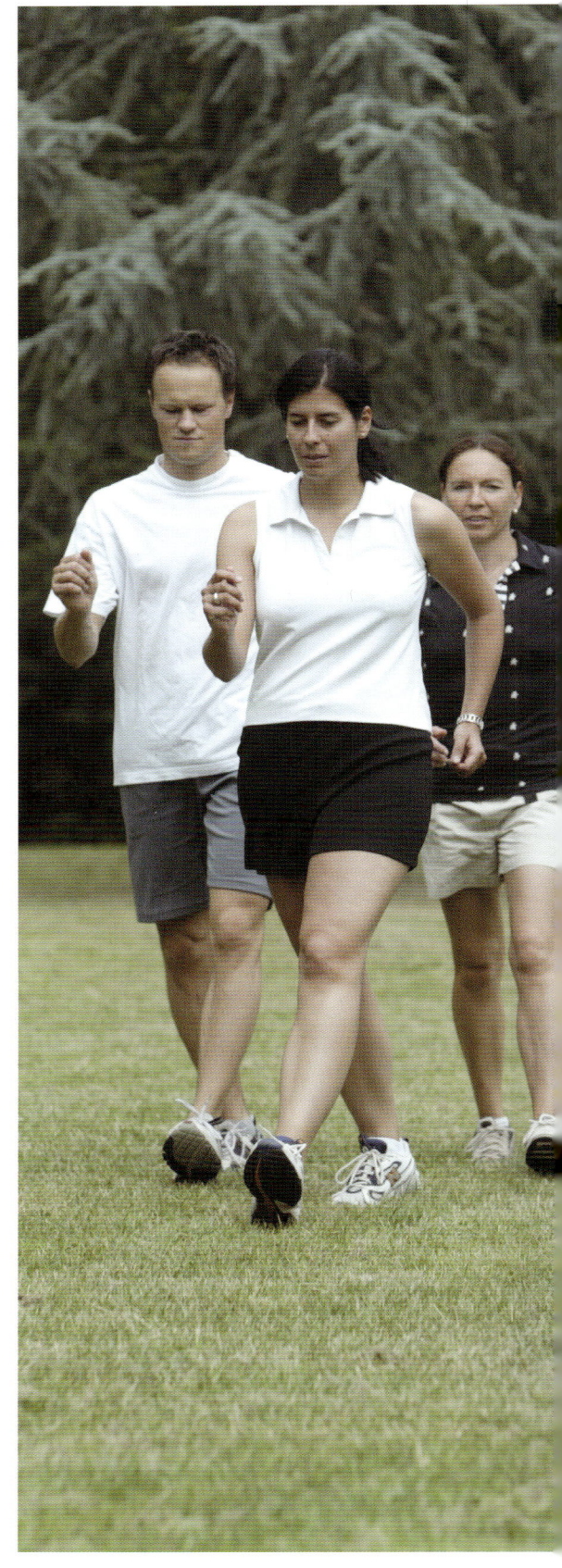

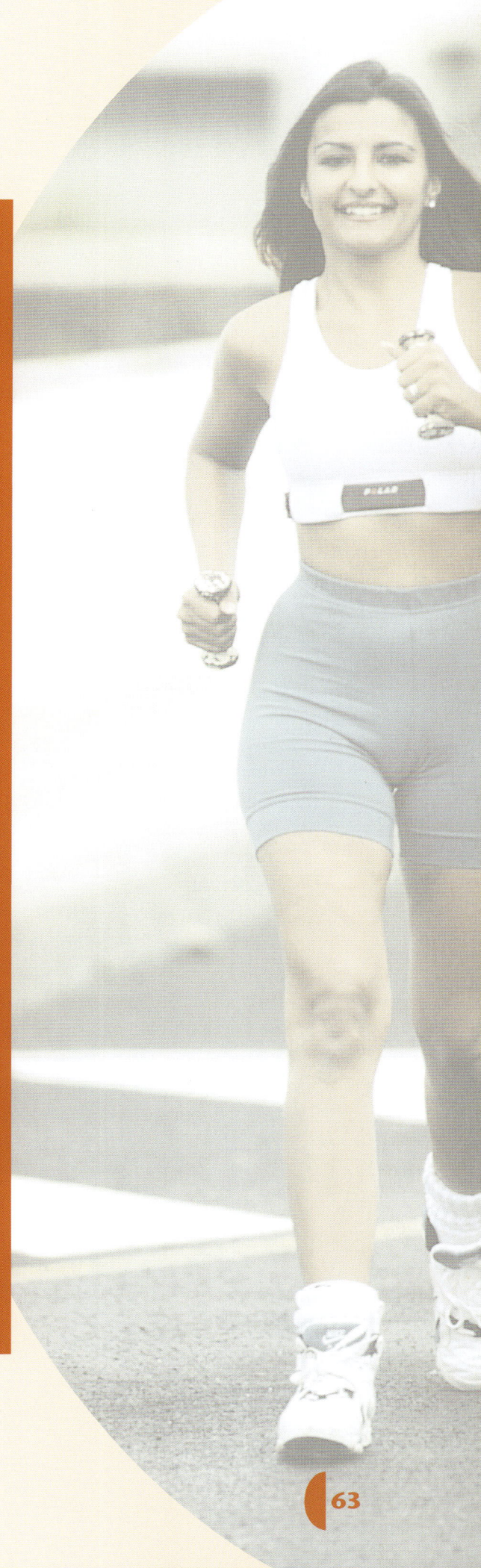

10 wichtige Tipps zum Walking-Training

Setzen Sie flächig auf der Ferse auf, nicht auf der Kante!

Verlängern Sie den Schritt hinten – nicht vorne!

Machen Sie lieber zu kleine Schritte als zu lange.

Halten Sie vorne unbedingt die Knie leicht gebeugt. Hinten dürfen Sie sie strecken.

Gehen Sie häufig rückwärts! Gehen Sie auch öfter berghoch rückwärts (nicht rückwärts bergab!).

Beim Bergabwalken rotieren Sie die Füße leicht nach außen (Charlie Chaplin).

Walken Sie häufig bewusst in unebenem Gelände!

Nehmen Sie die Arme nicht nur nach vorne, sondern auch nach hinten mit.

Lassen Sie die Schultern unten, aber bewegen Sie sie mit: Rechte Hüfte und linke Schulter arbeiten zusammen!

Richten Sie den Blick zum Horizont, Ihre Halswirbelsäule dankt es Ihnen!

I 5: Walking-Test

Mit dem Walking-Test können Sie Ihr allgemeines Fitnessniveau bestimmen, sich einem vorgegebenen Walking-Programm zuordnen oder Ihr eigenes Walking-Training planen. Die Dokumentation der Testdaten lässt Aussagen zum individuellen Leistungsverlauf zu.

Klären Sie erst gesundheitliche Risiken ab, bevor Sie den Walking-Test beginnen.

1. Selbsttest und Selbstauswertung

Sie führen den Test nach der folgenden Durchführungsbeschreibung selbst durch. Sie erhalten damit eine vereinfachte Testauswertung und eine erste Einschätzung Ihrer Fitness.

2. Testauswertung durch Profis per Computer

Sie führen den Walking-Test, wie beschrieben, selbst oder unter Anleitung durch, tragen die Messergebnisse in die vorgefertigte Testkarte (s. Anhang, S. 104) ein und schicken diese an das:

Deutsches Walking-Institut
„Stichwort Walking-Test"
Kraichgaustraße 2
76669 Bad Schönborn
www.walking.de

Gegen eine Schutzgebühr erhalten Sie eine computergestützte Auswertung Ihrer Testdaten mit Ergebnissen zu Ihrer körperlichen Leistungsfähigkeit. Sie können die Software auch beim Deutschen Walking-Institut käuflich erwerben.

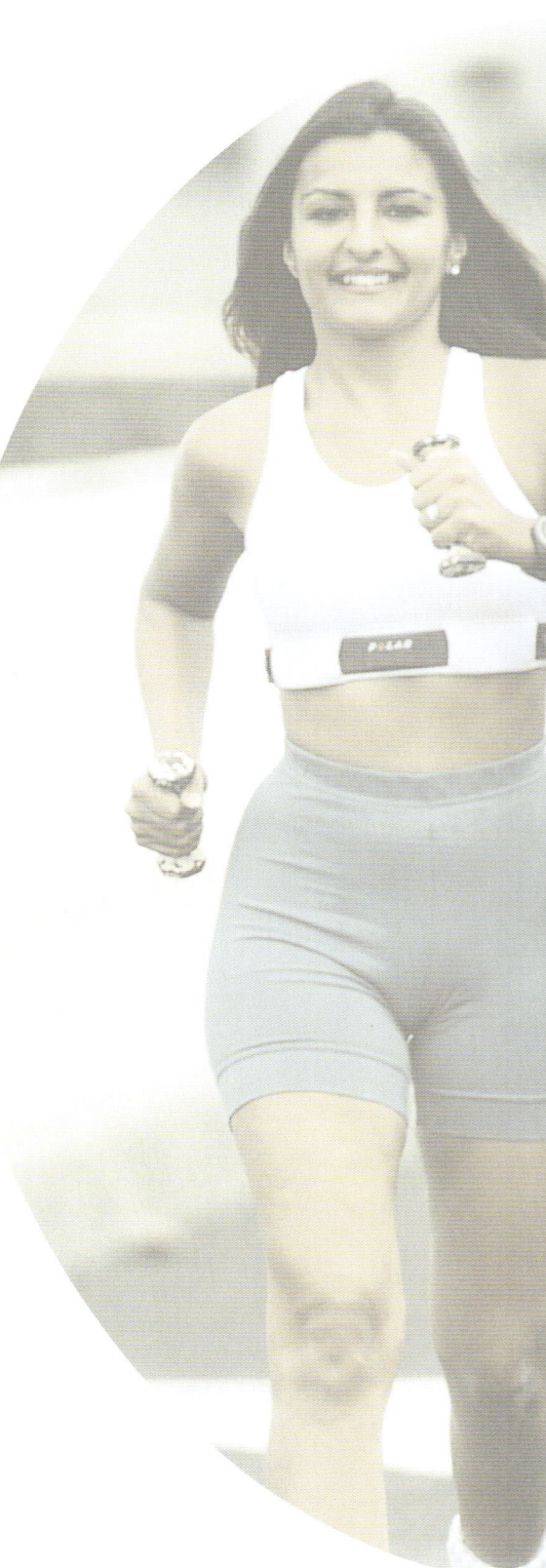

Schritt für Schritt zu Ihrem Testergebnis

Step 1: Die Messgeräte

Sie brauchen eine Uhr mit Sekundenanzeiger oder eine Stoppuhr, denn Sie müssen Ihre Walking-Zeit in Minuten und Sekunden stoppen. Anschließend müssen Sie mithilfe der Uhr Ihren Testpuls (Pulsschläge pro Minute) auszählen. Optimal ist es, wenn Sie ein elektronisches Pulsmessgerät besitzen. Nehmen Sie sich einen Bleistift und ein Zettelchen mit, auf dem Sie die Testzeit und den Puls notieren können.

Step 2: Die Wahl der Teststrecke

Suchen Sie ein flaches Gelände. Markieren Sie den Start. Messen Sie eine Strecke von 2.000 m ab (z. B. mit einem Fahrrad mit Kilometerzähler). Einfacher ist es, wenn Sie einen Sportplatz mit einer 400-m-Laufbahn aufsuchen. Dann müssen Sie fünf Runden walken (= 2.000 m).

Step 3: Warming-up

Vor dem Walking-Test sollten Sie sich aufwärmen. Walken Sie 200-300 m und probieren Sie dabei, wie schnell Sie maximal walken können. Das gibt Ihnen das Gefühl für das richtige Walking-Tempo während des Walking-Tests.

Step 4: Jetzt gilt's: „Achtung, fertig, los!"

Notieren Sie sich die Startzeit in Minuten und Sekunden. Walken Sie so schnell, wie Sie können, aber überanstrengen Sie sich nicht. Sie sollten sich auch beim Walking-Test immer wohl fühlen. Versuchen Sie, dieses Tempo gleichmäßig über die gesamte Strecke beizubehalten (kein Endspurt!). Wenn Sie aber Atemnot verspüren, müssen Sie das Tempo verringern! Dann sind Sie zu schnell, der Puls geht zu hoch und kann das Testergebnis verfälschen!

Step 5: Im Ziel

2.000 m können ganz schön lang werden! Wenn Sie die Ziellinie erreichen, sofort die Endzeit in Minuten und Sekunden stoppen und auf dem Zettelchen notieren. Dann konzentrieren Sie sich auf das Pulsmessen. Sie fühlen Ihren Puls an der Handschlagader, schauen auf Ihre Uhr und zählen 15 Sekunden lang die Pulsschläge. Notieren Sie erst die Anzahl auf dem Zettelchen, bevor Sie sie mit 4 multiplizieren, um auf den Minutenwert zu kommen. Schnell haben Sie sich verrechnet, wenn Sie außer Puste sind.

Step 6: Erst einmal verschnaufen

Eben war in der Hauptsache Ihr Körper in Aktion, wollten Sie doch mal sehen, was Sie so draufhaben. Für die Bewertung Ihrer Walking-Testleistung fordern wir jetzt auch Ihren Kopf heraus. Ihr Ausdauertestergebnis können Sie mithilfe einfacher Tabellen ablesen. Wir begleiten Sie bei der Testbewertung.

Step 7: Wie gut ist Ihre Gehzeit?

Damit Sie Ihr Testergebnis so einfach anhand von Tabellen ablesen können, haben viele tausend gesunde Männer und Frauen jeden Alters freiwillig den Walking-Test absolviert und sportmedizinische Untersuchungen über sich ergehen lassen. Sie sind also nicht die Ersten! Gehen Sie folgendermaßen vor: Suchen Sie sich in der Tabelle „Meine Walking-Testzeit" Ihre Altersgruppe heraus. Männer schauen natürlich in der Tabelle für „Männer" und Frauen in der Tabelle für

„Frauen". Für jede Altersgruppe sind die durchschnittlichen Gehzeiten angegeben. Wie ist Ihre Gehzeit ausgefallen?

Alter	Durchschnittliche Walking-Zeit (min:s)	
	Männer	**Frauen**
20	13:45 - 15:15	15:45 – 17:15
25	14:00 - 15:30	15:52 – 17:22
30	14:15 - 15:45	16:00 – 17:30
35	14:30 - 16:00	16:07 –17:37
40	14:45 - 16:15	16:15 – 17:45
45	15:00 - 16:30	16:22 – 17:52
50	15:15 - 16:45	16:30 – 18:00
55	15:30 - 17:00	16:37 – 18:07
60	15:45 - 17:15	16:45 – 18:15
65	16:15 - 17:45	17:00 – 18:30
70	16:45 - 18:15	17:15 – 18:45

Tabelle 7: Bewertung der Gehzeit beim Walking-Test für Männer und Frauen

Ihre Gehzeit: min   s

Step 8:   Wichtig ist Ihre Pulsfrequenz!
Die Gehzeit alleine betrachtet, reicht nicht aus, um Ihr Testergebnis zu bewerten. Wichtig ist es, die Gehzeit im Verhältnis zu Ihrem Belastungspuls zu sehen. Ihr Puls dient als Richtschnur für die Bewertung Ihrer Walking-Testleistung: Beim Walking-Test sollten Sie sich richtig anstrengen und einen Testpuls von 80-95 % der maximalen Herzfrequenz erreichen. Suchen Sie in der Tabelle wieder nach Ihrer Altersgruppe. Ist Ihr Puls höher oder niedriger als der „Testpulswert"?

Alter	Testpulswert 80-95 % Maximalpuls (S/min)
20	160-190
25	156-185
30	152-181
35	148-176
40	144-171
45	140-166
50	136-162
55	132-157
60	128-152
65	124-147
70	120-143

Tabelle 8: Bewertung der Pulsfrequenz für Männer und Frauen (Sollwerte)

Ihr Testpuls: S/min

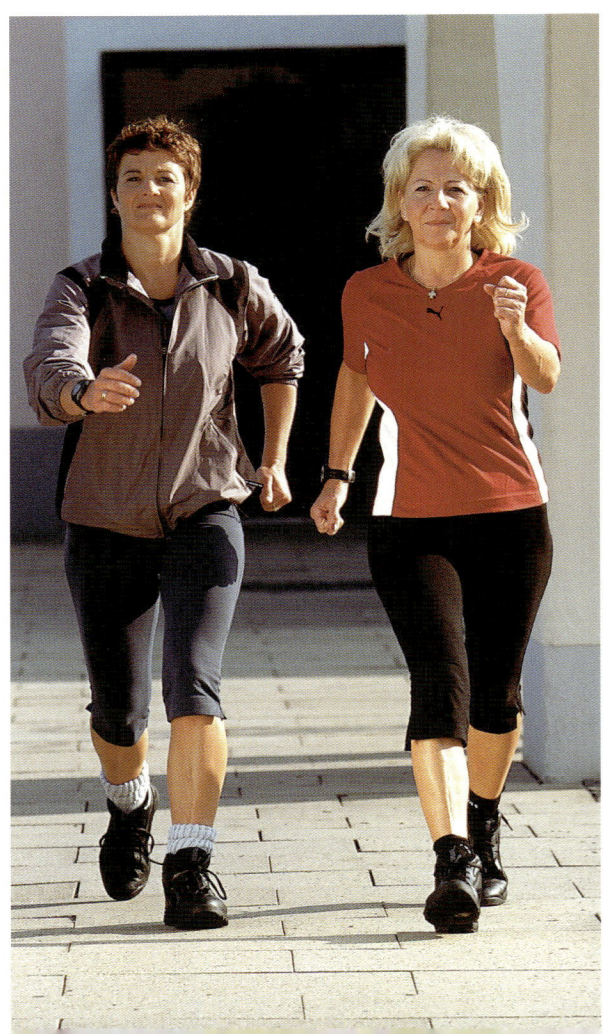

Step 9:   Bewertung des Walking-Tests

1. Die Testzeit war langsam und der Testpuls niedrig.

Wiederholen Sie doch noch einmal den Test und achten Sie darauf, den Pulssollwert zu erreichen.

2. Die Testzeit war schnell und der Testpuls niedrig.

Vermutlich war die Testperson beim Walking unterfordert. Empfehlen Sie doch einmal Nordic Walking oder Jogging.

3. Die Testzeit war langsam und der Testpuls hoch.

Steigen Sie ganz behutsam in das Walking-Programm ein. Wenn auch beim Training der Puls hoch ist, sollte gegebenenfalls ein Arzt konsultiert werden.

4. Die Testzeit war schnell und der Testpuls hoch.

Möglicherweise liegt hier eine Überanstrengung vor. In keinem Fall sollten sie mit so hohen Herzfrequenzen walken.

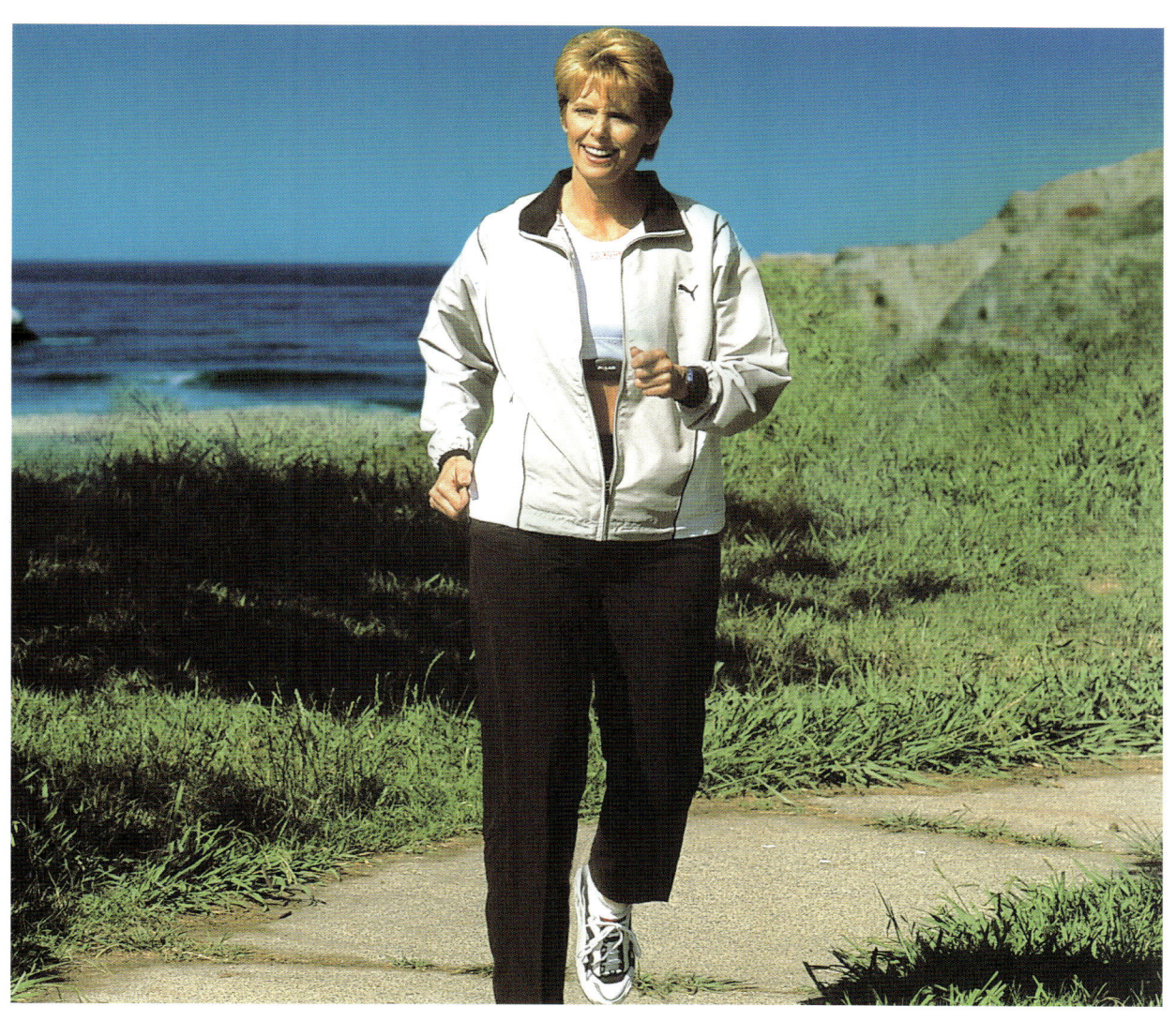

I 6: Belastungsdosierung nach dem subjektiven Anstrengungsempfinden

Die Belastungsintensität im Gesundheitssport insgesamt sowie speziell auch beim Walking lässt sich anhand der selbst wahrgenommenen Anstrengung gut kontrollieren.

Das Training/Walking sollte die Teilnehmer so belasten, dass sie es individuell als „leicht" bis „etwas schwer" empfinden (vgl. die nachfolgende Messlatte der Anstrengung). Idee der Skala ist es, dass die Skalenwerte, multipliziert mit 10, in etwa der empfohlenen Herzfrequenz entsprechen. Der optimale Trainingsbereich liegt bei 11-14. Dies entspricht in etwa einem Pulsbereich von 110-140 Schlägen pro Minute.

Messlatte der Anstrengung (Borg-Skala)

Skalenwert	Anstrengungsgrad	
6	Überhaupt keine Anstrengung	
7	Extrem leicht	
8		
9	Sehr leicht	
10		
11	Leicht	
12		Optimaler Trainingsbereich
13	Etwas schwer	
14		
15	Schwer	
16		
17	Sehr schwer	
18		
19	Extrem schwer	
20	Größtmögliche Anstrengung	

Tabelle 9: Borg-Skala

Motto:

Das Training sollte grundsätzlich so gestaltet werden, dass sich die Teilnehmer dabei wohl fühlen. Lieber lange langsam.

Gehschule

Diese Gehschule wurde von der Ausbildungsleiterin des Deutschen Walking-Instituts, Petra Mommert-Jauch, entwickelt.

Warum ist eine Gehschule erforderlich?

- Die Gehschule dient als Diagnosehilfe.
- Die Gehschule gibt den Teilnehmern (TN) Hinweise, worauf sie beim Gehen achten sollten.

Wie erfolgt die praktische Umsetzung der Gehschule?

Die TN gehen – wenn möglich, ohne Schuhe – in unterschiedlichen Geschwindigkeiten durcheinander. Dabei werden von der Kursleitung verschiedene Fragen gestellt. Jeder TN beantwortet für sich selbst im Kopf die Frage, spricht die Antwort also nicht laut aus. Nach einem Themenschwerpunkt, in welchem Fragen zu einem Komplex gestellt werden (also etwa 1,5-2 Minuten), versammeln sich die TN, um nun ihre Erfahrungen zu verbalisieren. Daraus entsteht eine Diskussion, da die TN unterschiedliche Wahrnehmungen haben werden. Die Kursleitung spricht an, wie die funktionell richtige Bewegungsausführung aussehen sollte und veranschaulicht somit den TN deren individuelle Abweichungen.

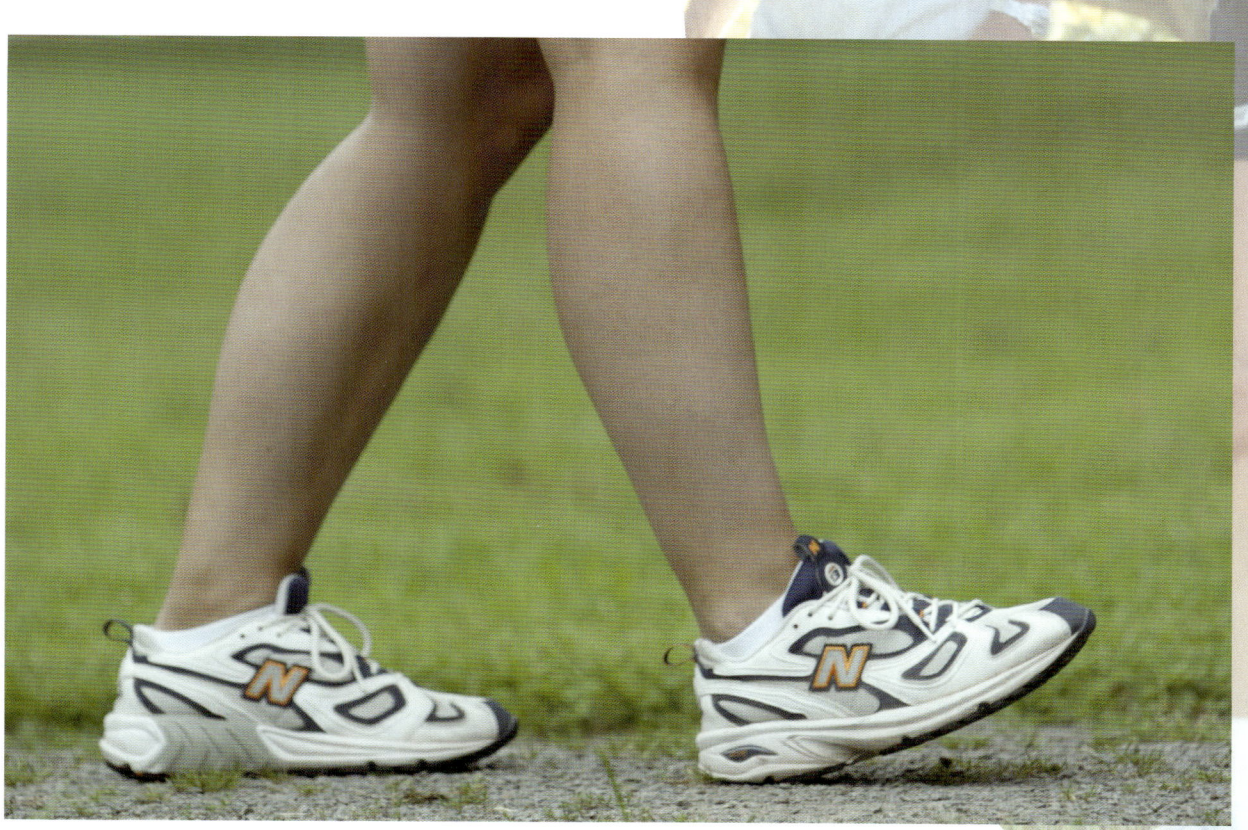

I 8: Gehschule 1 (Fußabrolltechnik)

Fragen an die Teilnehmer

- „Wie setzt mein Fuß am Boden auf?"
  - Ferse?
  - Mittelfuß?
  - Ballen?

- „Wie rollt der Fuß ab?"
  - Ganz gerade über das Längsgewölbe?
  - Über die Außenkante?
  - Über die Innenkante?

- „Rollen beide Füße gleich ab?"

Optimale Ausführung/Anmerkungen

Die funktionell richtige Abrollbewegung beginnt mit einem mittigen Aufsetzen der Ferse, wird fortgesetzt mit dem Abrollen über den Außenfuß und endet mit dem Abdruck auf dem Großzehenballen. Der Innenkantenlauf kann Schäden am Kniegelenk, Hüftgelenk, Iliosakralgelenk sowie im LWS-Bereich verursachen.

Wer die Wahrnehmung hat, über die Innenkante abzurollen und sich nicht mehr in der Wachstumsphase befindet, dem können, nach vorheriger Diagnosestellung vom Arzt, Einlagen empfohlen werden. Diese sollten an das individuelle Fußgewölbe angepasst sein.

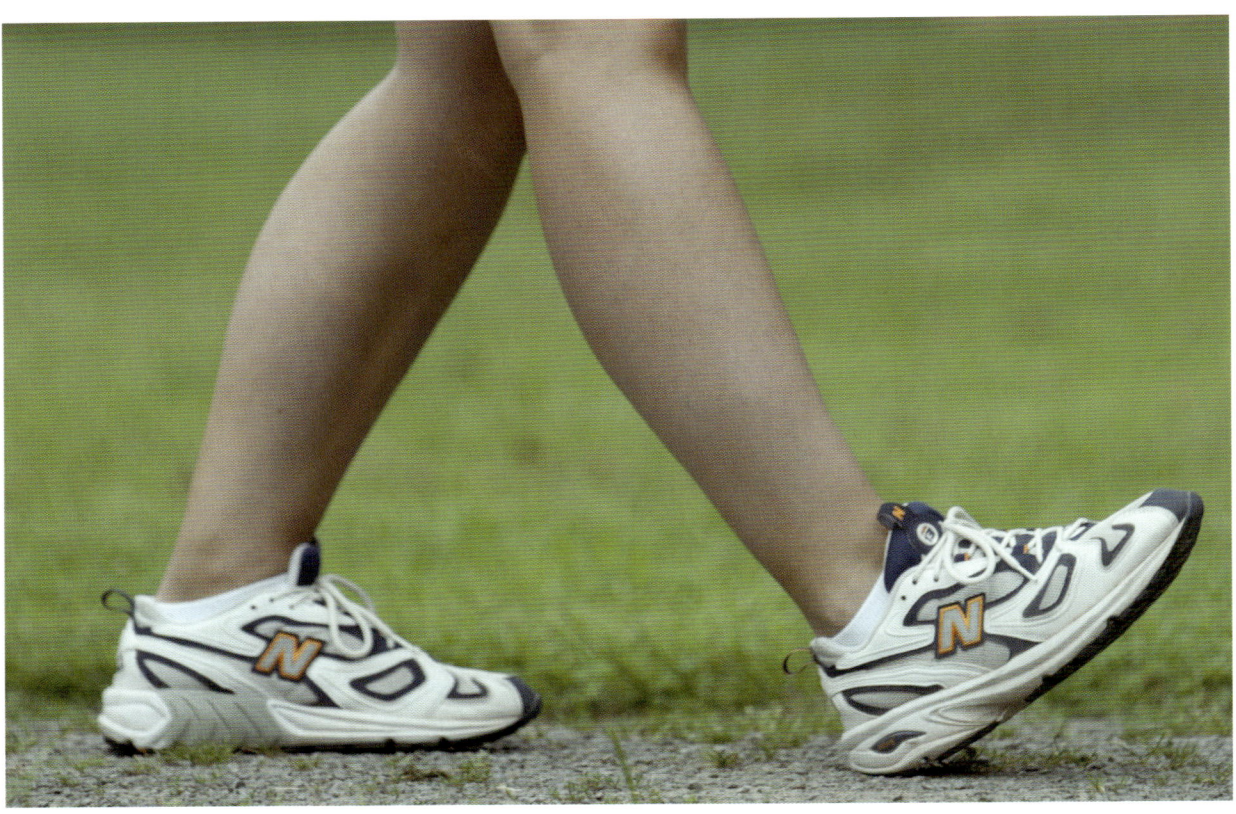

I 9: Gehschule 2 (Kniebeugung und Rhythmus)

Fragen an die Teilnehmer

- „Sind meine Knie **immer** leicht gebeugt beim Walken oder gibt es im Verlauf der Bewegung eine Streckphase?"

- „Wenn ja, findet diese zum Zeitpunkt des Verlassens des Bodens oder zum Zeitpunkt des Aufsetzens statt?"

- „Was muss ich tun, um leise zu gehen/zu laufen, ohne das Abrollverhalten oder die Geschwindigkeit zu verändern?"

- „Höre ich einen Rhythmus beim Laufen? Trete ich mit einem Bein härter/lauter auf?"

- „Lässt sich der Rhythmus durch ein innerliches Zählen auf drei unterbrechen? Ist das dominante Bein dann immer noch das dominante?"

Bei diesem Durchgang Handinnenflächen lateral auf das Gesäß legen, um die Aktivität des Glutaeus zu spüren. Die TN sollen vorwärts und rückwärts gehen, mit nach außen bzw. innen rotierten Füßen und nach entsprechender Frage spüren, wie sich ein stark betonter Abdruck über den Großzehenballen auswirkt.

Optimale Ausführung/Anmerkungen

Das Knie darf **vorne** beim Aufsetzen nie gestreckt sein. Begründung:
- Stauchung, die sich negativ auf Knie- und Hüftgelenke auswirken und sich bis in den Rücken fortsetzen.
- Häufige Ausgleichbewegung: Das Becken wird vertikal verschoben, d. h., die linke bzw. rechte Beckenseite kippt nach unten ab. Sagittal darf das Becken leicht rotieren.
- Kann zu Knochenhautentzündung im Schienbein führen.

Personen mit abgeschwächten Quadrizepsmuskeln und auch Personen, die zu lange Schritte machen, neigen dazu, mit gestrecktem Bein aufzusetzen.

Um diesen Fehler zu korrigieren, sollte man immer mal wieder versuchen, leiser zu gehen, ohne dabei das Abrollverhalten des Fußes oder die Geschwindigkeit zu verändern.

Ursachen:
- Beinlängendifferenz (knöchern).
- Skoliose.
- Verkürzung von Iliopsoas (Hüftbeuger) oder Adduktoren, da somit das Becken verschoben wird (in diesem Fall ist das Dehnen zu empfehlen und keine Schuherhöhung)!

Die TN sollen erkennen, dass sich ein verstärkter Einsatz der Gesäßmuskulatur (als Folge des betonten Großzehenballenabdrucks) als stabilisierende Stütze auswirkt.

I 10: Gehschule 3 (Oberkörper, Armführung und Kopfhaltung)

Fragen an die Teilnehmer

Bei diesem Durchgang werden folgende Fokussierungen vorgenommen:

- „Wie ist die Haltung meines Oberkörpers? Leicht nach vorne/hinten geneigt oder ganz aufrecht?"
- „Habe ich das Gefühl, meine Schultern locker halten zu können?"
- „Was muss ich ändern? Armhaltung? Oberkörperhaltung? Blick?"
- „Wohin schaue ich, wenn ich laufe? 3, 5 oder 10 m vor mich?"
- „Ändert sich durch den Wechsel der Blickrichtung etwas an meiner Oberkörperhaltung? Was?"
- „Ändert sich durch das Bewusstmachen der Schultern und der Blickrichtung etwas am Atem?"
- „Was ist mir bei dieser Übung am meisten bewusst geworden?"

Optimale Ausführung/Anmerkungen

- Die Haltung des Oberkörpers sollte nur ganz leicht nach vorne geneigt sein oder aufrecht.
- Die Schultern werden vor allem dann nicht mehr locker gehalten, wenn die Arme zu stark angewinkelt (> 90°) sind oder gar ein Gewicht in den Händen gehalten werden muss oder der Blick nach unten (3 m vor mich) fällt.

- Das Bewusstmachen der Schultern, des Oberkörpers und der Blickrichtung leitet eine vertiefte Atmung ein.

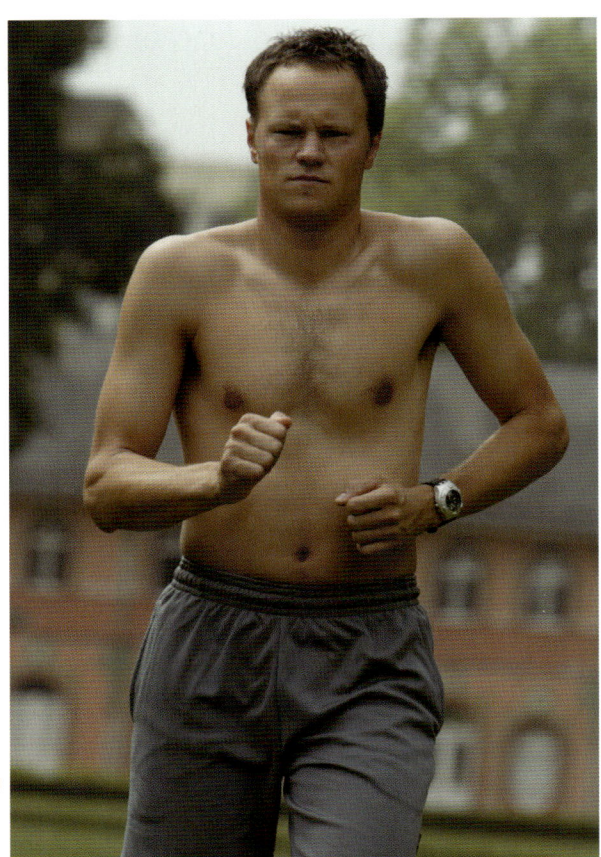

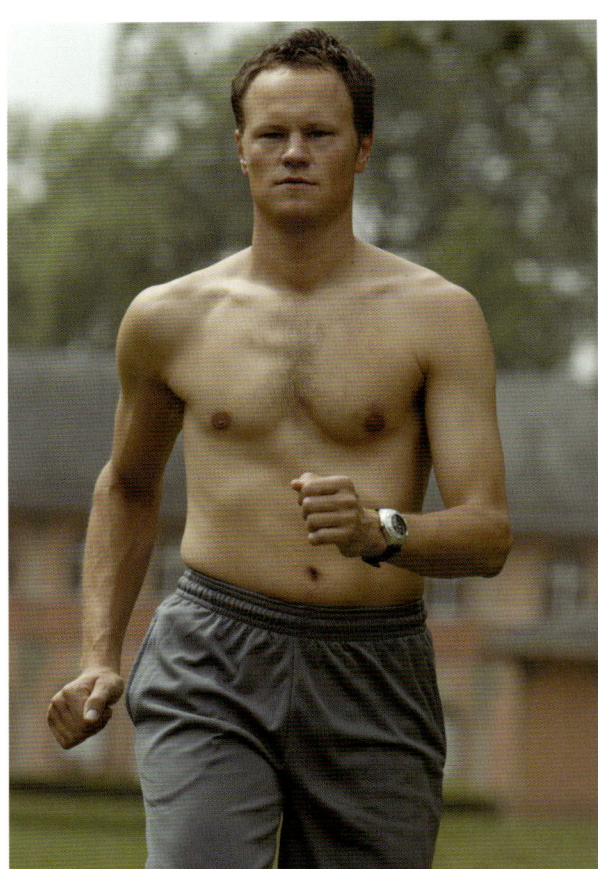

Propriozeption – ein Programm zur Bewegungssteuerung

Wenn man sich mit dem komplexen Thema „Haltung" beschäftigt, begeht man häufig den Fehler, Haltungsschwächen bzw. -defizite oder/und auch Schmerzen auf einzelne wenige Strukturen zurückzuführen, wie beispielsweise auf eine zu schwache Bauchmuskulatur oder einen verkürzten Hüftlendenmuskel. Um Erfolge im Sinne einer Haltungsökonomisierung, sprich Haltungsverbesserung oder auch Schmerzreduktion, zu verbuchen, muss man sich der Ausgewogenheit im Zusammenspiel aller Strukturen, wie Muskeln, Sehnen, Bänder und Kapseln bewusst werden, da ansonsten mit so genannten *interstrukturellen Dysharmonien*, d. h. Unausgewogenheiten im Zusammenspiel dieser Strukturen, zu rechnen ist.

Die Fähigkeit, den eigenen Körper im Gleichgewicht halten zu können und damit Haltung und Bewegung zu ökonomisieren und Gelenke funktionell zu belasten, gelingt nur, wenn folgender Schaltkreis – die Propriozeption – optimal funktioniert:

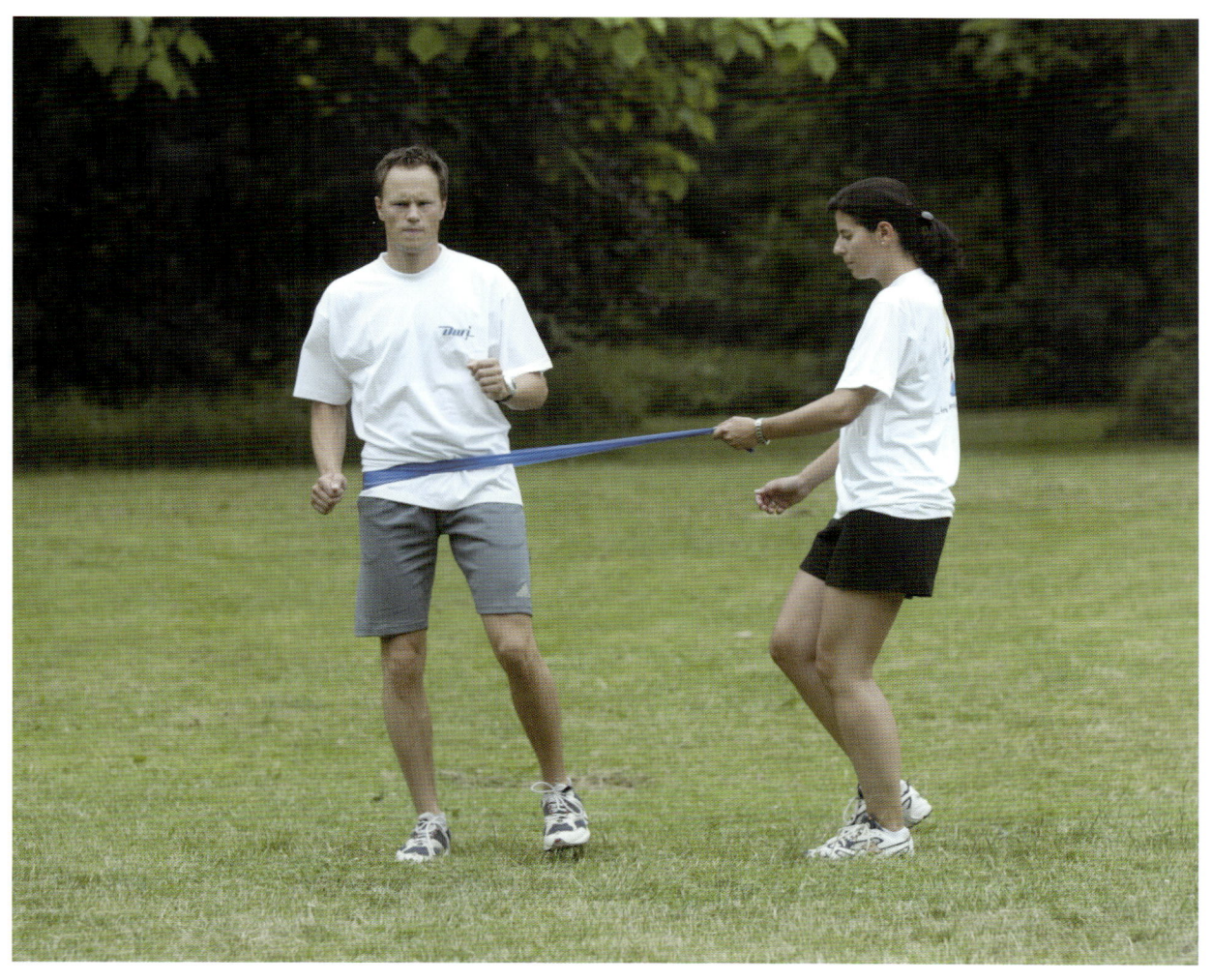

1. Die über die jeweiligen Wahrnehmungsorgane – die Rezeptoren – aufgenommenen Reize werden über Nervenbahnen dem Zentralnervensystem zugeleitet.

Die Propriozeptoren, die diese Eigenwahrnehmung vermitteln, sitzen in den Sehnen, Muskeln und Gelenken und sind Bestandteil unserer Tiefensensibilität. Sie sagen uns z. B., wie viel Kraft eingesetzt wird, zu welcher räumlichen Veränderung es kommt und wie bewegt wird. Dabei sind die Rezeptoren in ihrer Fähigkeit, Informationen aufzunehmen, nicht trainierbar. Der Schwellenwert der Reizaufnahme ist ausschließlich in Verbindung mit einem veränderten chemischen Milieu (Säurestoffwechsel) zu variieren. Dies wiederum kann zur Neubildung von freien Nervenendigungen anregen, die möglicherweise zu einer erhöhten Schmerzempfindlichkeit beitragen. Ob es über die Neubildung derartiger Rezeptoren aber auch zu einer qualitativ besseren Wahrnehmung kommt, ist ungeklärt. Was die Wahrnehmung und damit auch die Koordination und Haltung beeinflusst, ist die Übermittlung der Reize. Sie funktioniert nämlich nur dann entsprechend schnell und genau, wenn die Kontaktstellen der Zellen untereinander (die Synapsen) auch im Training sind, d. h., wenn sie ständig benutzt werden.

2. Die anschließende Verarbeitung erfolgt im zentralen Nervensystem (Rückenmark und Gehirn), das die eingehenden Informationen sammelt, verarbeitet, bewertet und eine Antwort bzw. einen Befehl vorbereiten muss.

3. An die Informationen, die von den Wahrnehmungsorganen zum Nervensystem weitergeleitet werden, sind also anschließend ganz bestimmte neuromuskuläre Reaktionen gekoppelt, d. h., die Muskulatur wird entsprechend am Endorgan aktiviert.

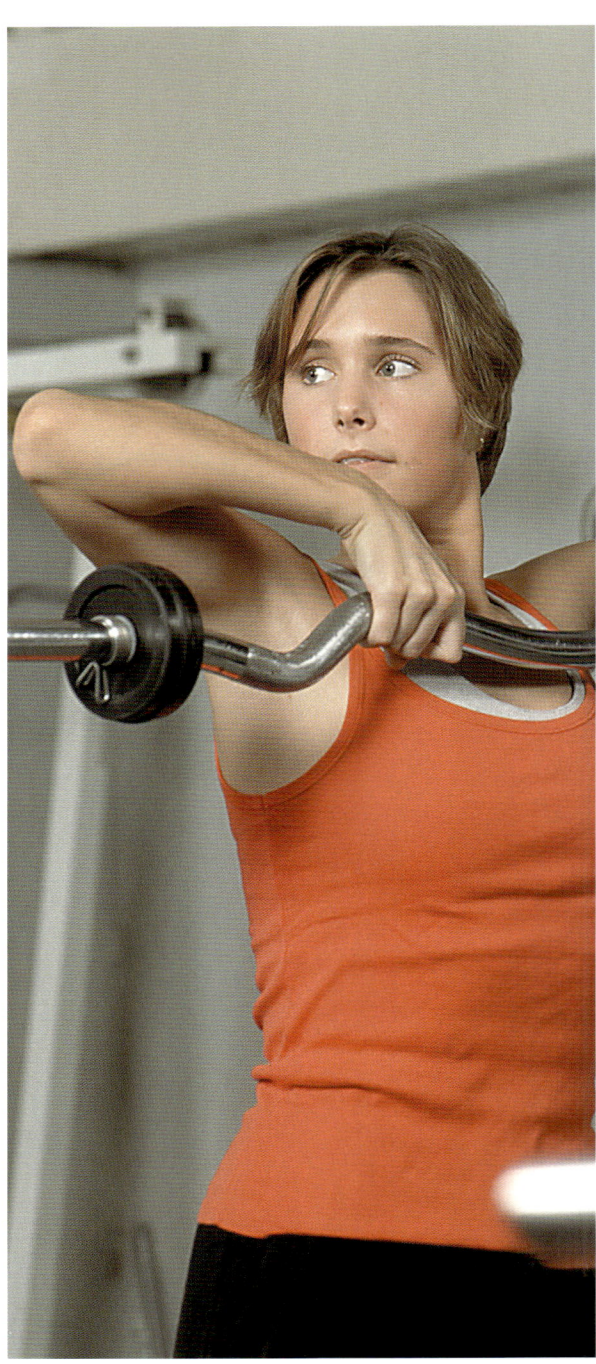

Die Regulation mittels solcher propriozeptiver Schaltkreise ist einerseits notwendig, um von außen auftretende Störungen (z. B. Stolpern, aus dem Gleichgewicht kommen, bergauf, bergab gehen usw.) schnellstmöglich zu kompensieren und andererseits das inter- und intramuskuläre Zusammenspiel der Muskulatur am Gelenk zu optimieren und die Muskulatur in aktive Bewegungen einzubinden.

Propriozeption liegt also vor, wenn durch Wahrnehmungen (Rezeptionen) von außen zentrale Strategien provoziert werden, die

1. zur Haltungsstabilisation dienen.

2. zur Ökonomisierung der Bewegungshandlung bzw. Bewegungskompensation beitragen.

3. neuromuskuläre Bahnungen neuer Bewegungs- und Haltungsmuster schaffen.

Es macht also gerade im Gesundheitsbereich – aus therapeutischen, aber auch aus prophylaktischen Gesichtspunkten – Sinn, die Strategie der Propriozeption zu nutzen – und das vom Kinderbereich bis in den Seniorenbereich hinein. Da die Propriozeption vor allem bei Gleichgewichtsübungen stark in Anspruch genommen wird, bei denen eine vollkommen bewusste Steuerung von Muskelspannungen zum Balancehalten nicht mehr möglich ist und Informationen weitgehend über das Rückenmark geschaltet werden, wird klar, dass das propriozeptive Training vor allem am Anfang einer Stunde stehen sollte, wo Konzentration und bewusste Wahrnehmung noch in vollem Maße vorhanden sind.

Zu solchen propriozeptiven Reizen gehört das Rückwärtsgehen, welches aber auch aus Gesichtspunkten der Gangschulung heraus besonders zu betonen ist. Das Walken auf unebenem Gelände trägt ebenso zu einem ökonomischeren Muskelzusammenspiel und zu einem besseren Gangmuster bei.

Ein grober methodischer Aufbau zum Balancieren sollte folgendermaßen aussehen:

- Stehen auf beiden Beinen mit geschlossenen Augen.
- Stehen auf einem Fuß.
- Stehen auf einem Fuß und Schwingen des anderen Beins.
- Stehen auf einem Fuß mit geschlossenen Augen.
- Stehen auf einem Fuß und Schwingen des anderen Beins mit geschlossenen Augen.
- Stehen auf unebenem Boden (beidbeinig, einbeinig, geöffnete, geschlossene Augen).

Alle oben angeführten Übungen dienen als Basisübungen zur Förderung des vestibulären Bereichs und der Propriozeption.

Komplexere und wahrnehmungstechnisch anspruchsvollere, damit aber auch koordinativ effektivere Übungen finden sich bei Mommert-Jauch (2000).

I 16: Wirkungen des Walkings auf das Herz-Kreislauf-System

Ein systematisches Ausdauertraining, z. B. in Form des Walkings, bewirkt eine Vielzahl von gesundheitlich wertvollen Anpassungserscheinungen des Herz-Kreislauf-Systems.

Wirkungen auf das Herz:
- Reduzierung der Herzschlagfrequenz in Ruhe und bei Belastung (Senkung der Ruhe-, Belastungs- und Erholungspulsfrequenz).
- Vergrößerung des Schlagvolumens, d. h. der Blutmenge, die bei jedem Schlag vom Herzen ausgeworfen wird.
- Verbesserte Versorgung des Herzens mit Sauerstoff und Nährstoffen.
- Verbesserung der Erholungsfähigkeit nach körperlichen Belastungen.
- Normalisierung des Blutdrucks.

Wirkungen auf den Stoffwechsel:
- Verbesserung des gesamten Stoffwechsels.
- Senkung der Blutfette, insbesondere des Cholesterins (Senkung des „schlechten" LDL-Cholesterins, Vermehrung des „guten" HDL-Cholesterins) und damit Vorbeugung von Arteriosklerose.
- Beschleunigung des Abtransports von Schlackenstoffen.

Weitere wichtige Wirkungen:
- Verbesserte Durchblutung und Versorgung der Skelettmuskulatur mit Nährstoffen und damit eine Entlastung des Herzens.
- Verbesserung der Fließeigenschaften des Blutes und damit Verringerung der Thromboseneigung.

- Verbesserte Atmung und Lungenfunktion.

Insgesamt bewirkt regelmäßiges Walking eine generelle Verbesserung der Herz-Kreislauf-Funktionen und vermindert das Risiko eines Herzinfarkts erheblich.

Regelmäßige Ausdauerbelastungen wirken auch altersbedingten Leistungseinbußen von Herz, Kreislauf, Atmung und Stoffwechsel entgegen und tragen deshalb zu einer guten körperlichen Leistungsfähigkeit bis ins hohe Alter bei.

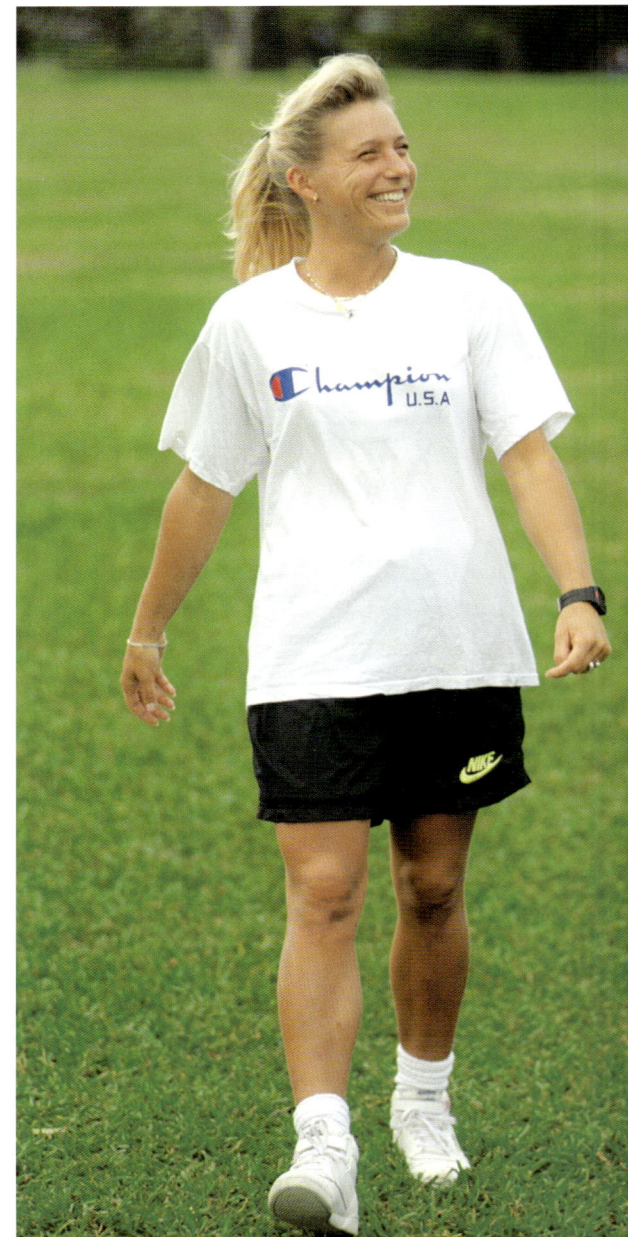

5.3 Hinweise zu den Kraft-/Dehnfähigkeitssequenzen und den integrierten Informationen

Kräftigung

I 11: Richtiges Kräftigen

Die Kraft trainieren, heißt, die Fähigkeit zu verbessern, Widerstände, die durch den eigenen Körper oder Gewichte gebildet werden, zu überwinden, diesen Widerständen entgegenzuwirken oder sie zu halten.

Um die Kraft eines Muskels oder einer Muskelgruppe zu verbessern, können statische Kräftigungs- oder Stabilisationsübungen oder dynamische Kräftigungs- oder propriozeptive Übungen ausgeführt werden.

Grundprinzipien der dynamischen Kräftigung

- Aus koordinativen und physiologischen Gesichtspunkten heraus wäre es sinnvoll, die zu trainierende Muskulatur über einen möglichst langen Bewegungsweg hinweg zu trainieren. Auf Grund der Organisationsstruktur beim Walking ist das nicht immer möglich.

- Die Muskulatur ist bei dynamischen Kräftigungsübungen über 1-2 Übungsserien mit 10-15 Wiederholungen zu beanspruchen.

- Der zu überwindende Belastungswiderstand wird durch den eigenen Körper oder durch Hilfsmittel (Theraband oder Partner) gebildet.

- Die dynamischen Übungen sind nicht ruckartig, sondern geführt zu absolvieren.

- Unbedingt auf eine regelmäßige Atmung achten! Pressatmung ist in jedem Falle zu vermeiden! Grundsätzlich dann ausatmen, wenn die Belastung zunimmt, und stets einatmen, wenn die Belastung abnimmt.

Grundprinzipien der statischen Kräftigung

- Bei Stabilisations- und statischen Kräftigungsübungen empfiehlt sich eine Anspannungsdauer je nach Leistungsfähigkeit von 5-30 Sekunden mit jeweils 3-5 Übungsserien.

- Wird die Muskulatur gegen einen Widerstand maximal angespannt, ist diese maximale Spannung nur etwa fünf Sekunden zu halten.

- Bei Stabilisationsübungen ist die Spannung nicht unbedingt maximal, sondern so zu gestalten, dass die Position des Körpers gegen den Widerstand von außen bzw. die Bewegung der Extremitäten fixiert werden kann.

- Danach die Muskeln lockern.

- Diese Abfolge 3-5 x wiederholen.

- Während der ganzen Zeit gleichmäßig weiteratmen. Pressatmung unbedingt vermeiden!

Wichtiges Grundprinzip bei allen Stabilisationsübungen mit und ohne Widerstand: „der kurze Fuß"

- Bei allen Stabilisationsübungen im Stand wird der „kurze Fuß" eingesetzt, um die aufrichtende Muskulatur zu innervieren und die Rumpfmuskulatur und damit die Wirbelsäule zu fixieren.

- Anleitung zum „kurzen Fuß": Hüftbreiter Stand – ganz leichte Kniebeugung – Zehen spreizen, aber nicht abheben vom Boden – Fußgewölbe leicht anheben, ohne die Zehen dabei einzukrallen – den Untergrund auseinander spannen, als wenn man ein Tuch unter sich auseinander spannen wollte.

Kräftigungsübungen

Im Folgenden werden verschiedene Übungen zur Kräftigung der Bauch- und Rückenmuskulatur beschrieben, die – je nach Leistungsfähigkeit der Gruppenmitglieder – alternativ eingesetzt werden können (K 1-K 2).

K 1: Kräftigung der Bauchmuskulatur

- Die Partner stehen sich gegenüber im „kurzen Fuß".

- In dieser Position gibt es verschiedene Übungsvarianten, wobei die Partner versuchen, den Druck an den verschiedenen Körperteilen langsam und kontrolliert aufzubauen; Pressatmung unbedingt vermeiden.

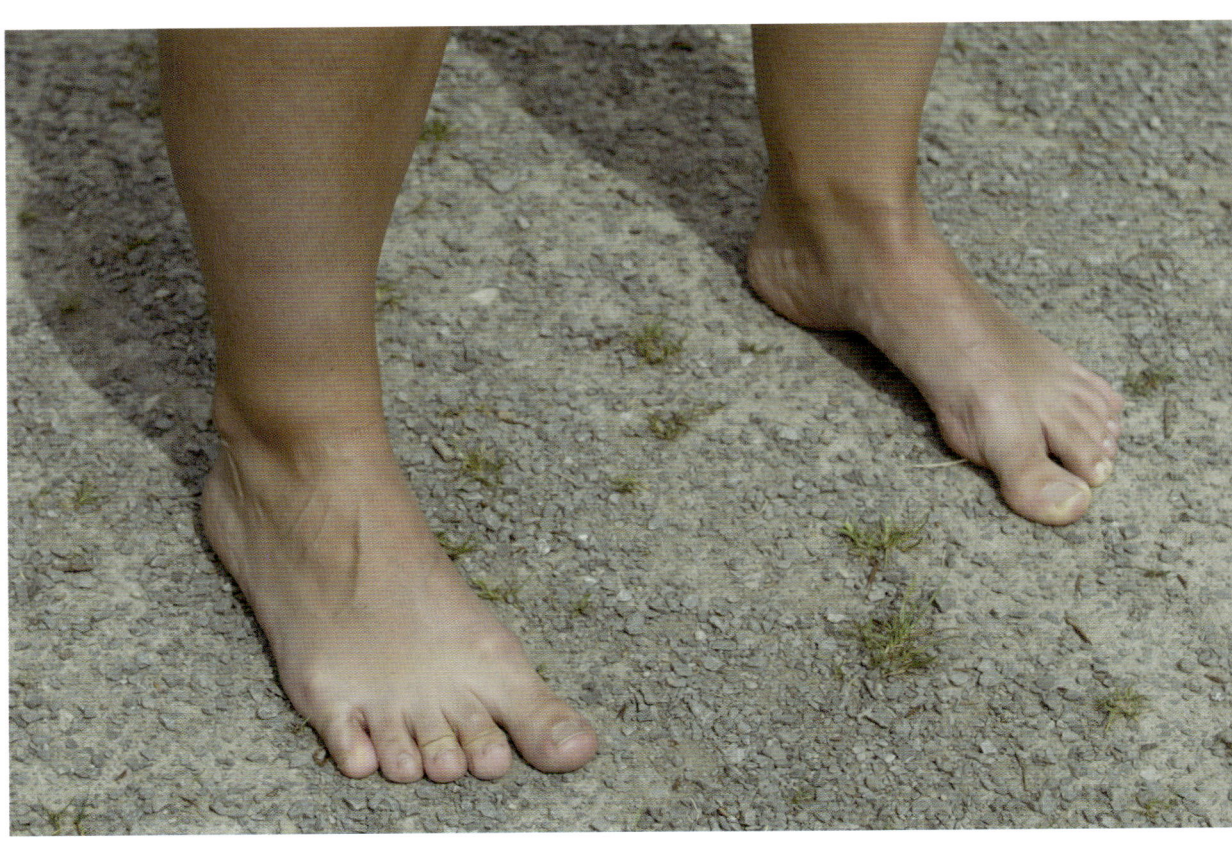

- Die folgenden Übungen aktivieren neben der Bauchmuskulatur auch die Rumpfmuskulatur sowie die Schulter-Arm-Muskulatur. Des Weiteren wird die Gleichgewichtsfähigkeit geschult.

Übungsbeispiele:

- Im „kurzen Fuß": Die linken (später rechten) Hände der Partner versuchen, sich gegenseitig herauszuziehen.

- Wie zuvor und zusätzlich werden diagonal zum „Zugarm" Knie und Unterschenkel eines Beins gegeneinander gedrückt.

- Ohne Partner, im „kurzen Fuß": Die Bauchdecke wird nach innen eingezogen und die Beckenbodenmuskulatur angespannt (Innervation des queren Bauchmuskels). Die Hände ziehen in

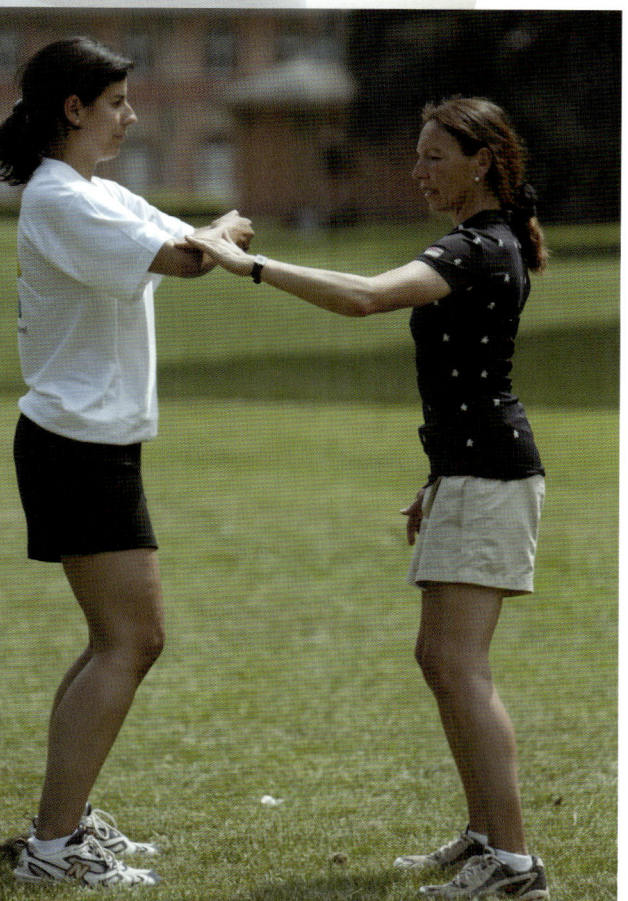

Brustbeinhöhe auseinander. Die Schulterblätter werden in Richtung Boden nach unten fixiert. Jetzt die Arme in minimalen Ausschlägen schnell hin- und herbewegen, als wenn man ein Sieb schütteln wollte.

K 2: Kräftigung der Rückenmuskulatur

- Die zuletzt genannte Übung für die Bauchmuskulatur („Sieb schütteln") ist gleichzeitig eine ideale Übung für die autochthone Rückenmuskulatur.

- Im „kurzen Fuß": Im Stand, Knie leicht gebeugt, die Arme nach oben strecken – so, als würde man einen Stab über dem Kopf halten. Die Arme aus dieser Position langsam unter bewusster Muskelspannung nach außen („den Stab verlängern") und unten auf den Scheitel herunterziehen. Die Anspannung wird erleichtert, indem sich der Trainierende vorstellt, dass die Zugbewegung gegen einen schweren Widerstand erfolgt. Es ist sinnvoll, auch die anschließende Streckung der Arme gegen einen imaginären Widerstand durchzuführen, aber darauf zu achten, dass die Schulterblätter gleichzeitig nach unten, Richtung Boden, gezogen werden.

- Im „kurzen Fuß": Person A zieht die Arme in Brustbeinhöhe auseinander und versucht, seinen Stand beizubehalten, während Person B an den Ellbogen Widerstand nach vorne, hinten, links und rechts gibt. Pressatmung unbedingt vermeiden! Diese Übung ist eine Ganzkörperstabilisationsübung, bei der die Rückenmuskulatur ebenfalls beansprucht wird.

Dehnung

I 14: Richtiges Dehnen

Die Beweglichkeit trainieren, bedeutet, die Fähigkeit zu verbessern, Bewegungen mit einem großen Bewegungsumfang ausführen zu können. Um die Dehnfähigkeit zu verbessern, müssen Übungen ausgeführt werden, bei denen man in die Gelenkendstellungen geht (sich an den momentan maximal möglichen Bewegungsspielraum herantasten). In diesem maximalen Bewegungsspielraum werden dann verschiedene Dehntechniken angewandt: gehaltenes Dehnen (Stretching), dynamisches Dehnen (in der Dehnung leicht intermittierend mit kleinen Bewegungsausschlägen in eine noch größere Dehnung hineinfedern) oder in der gehaltenen Dehnung gleichzeitig die Muskelgruppe kontrahieren. Die intermittierende Dehnform bietet sich vor allem als Regenerationsmaßnahme nach dem Walken an. Die statischen Dehnformen sind als Regenerationsmaßnahme nicht ideal, da es bei diesen Dehnformen zu einer Verengung der Gefäße und damit zu einem ungenügenden Abtransport von Abbauprodukten und andererseits ungenügendem Zufluss von Sauerstoff an den Muskel kommt.

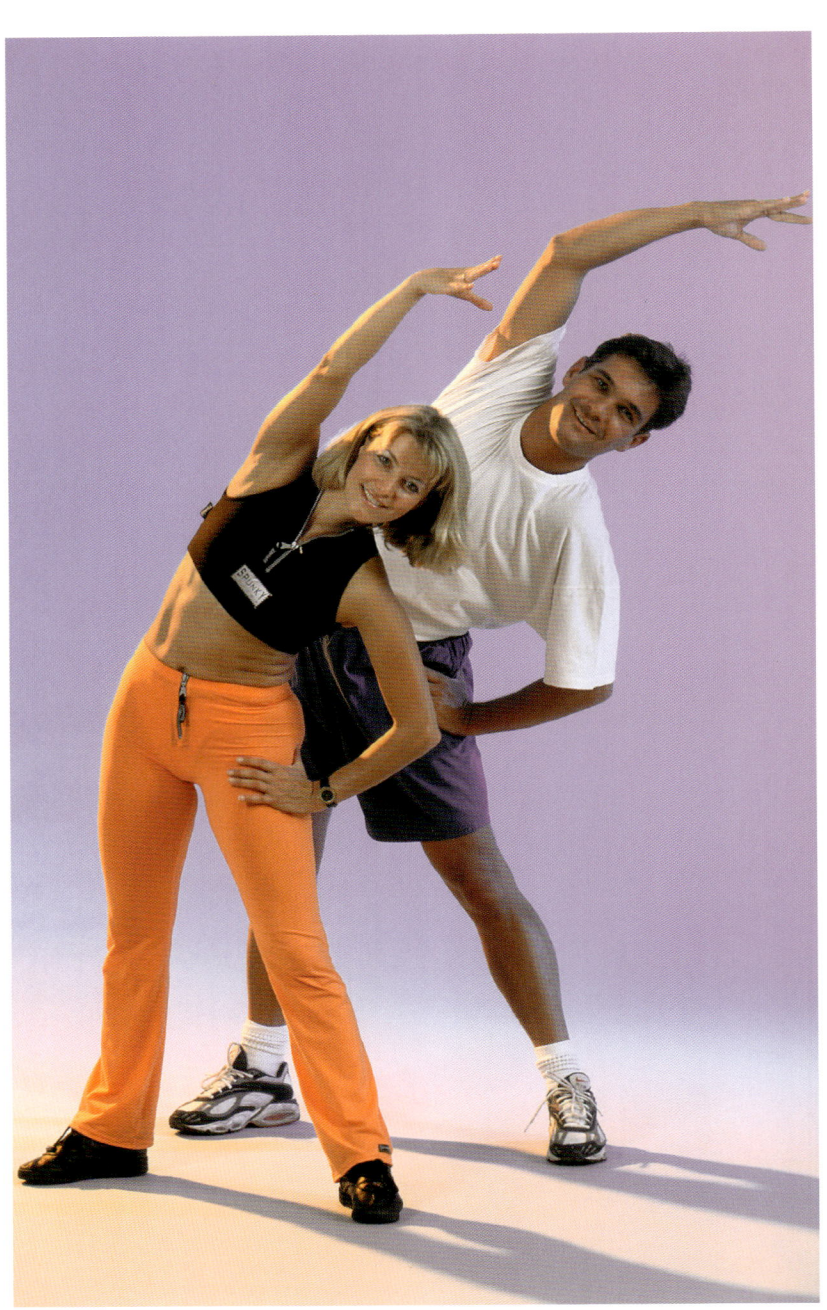

Die Dehntechniken zur Beweglichkeitserweiterung lassen sich alternativ und abwechselnd anwenden. Das intermittierende Dehnen bietet sich vor allem zum Ende der Trainingseinheit hin an.

Grundprinzipien der dynamischen Dehnung

- Eine stabile Ausgangsposition einnehmen.

- Die jeweiligen Bewegungen rhythmisch-intermittierend an der Bewegungsendgrenze ausführen (kein Zerren).

- Die Bewegung kontrolliert und nicht schnellkräftig ausführen.

- Die Bewegung jeweils 10-20 Sekunden ausführen und bis zu 3 x wiederholen.

- Die gedehnten Muskeln anschließend lockern.

- Bei den Übungen regelmäßig und ruhig atmen.

Grundprinzipien der statischen Dehnung (Stretching)

- Die jeweiligen Bewegungsendstellungen so einnehmen, dass ein Dehnvorgang im Sinne eines leichten Ziehens im Muskel zu spüren ist (kein Wippen).

- In der als leicht ziehend empfundenen Dehnstellung 10-20 Sekunden verharren und mit jeder Ausatmung die Dehnposition möglicherweise leicht erweitern.

- Die gedehnte Muskulatur anschließend lockern.

- Diese Abfolge, nämlich Dehnung und Lockerung, bei jeder Übung 2-3 x wiederholen.

- Bei den Übungen regelmäßig und ruhig atmen.

Grundprinzipien der gehaltenen Dehnung mit gleichzeitiger Kontraktion der Muskelgruppe

- Die jeweiligen Bewegungsendstellungen so einnehmen, dass ein Dehnvorgang im Sinne eines leichten Ziehens im Muskel zu spüren ist (kein Wippen).

- In der als leicht ziehend empfundenen Dehnstellung diese Muskelgruppe gleichzeitig gegen einen Widerstand kontrahieren und 10-20 Sekunden in dieser Position verharren.

- Die gedehnte Muskulatur anschließend ohne Kontraktion und Widerstand nochmals statisch nachdehnen und später lockern.

- Diese Abfolge, nämlich in der Dehnung anspannen, dann lockern und statisch nochmals nachdehnen, bei jeder Übung 2-3 x wiederholen.

- Bei den Übungen regelmäßig und ruhig atmen.

Dehnübungen

Im Folgenden werden verschiedene Dehnübungen beschrieben, die – je nach Leistungsfähigkeit der Gruppe – alternativ eingesetzt werden können (D 1-D 8).

D 1: Dehnung der Wadenmuskulatur (zweiköpfiger Wadenmuskel)

- Stütz an einem Baum o. Ä. in Schrittstellung; das hintere Bein ist gestreckt, die Ferse bleibt am Boden, die Fußspitze zeigt gerade nach vorne.

- Die Hüfte nach vorne in Richtung Baum schieben.

- Wenn keine Dehnung in der Wadenmuskulatur spürbar ist, muss der Fuß des hinteren Beins noch weiter zurückgesetzt oder die Zehenspitzen des hinteren Fußes zum Schienbein hochgezogen werden.

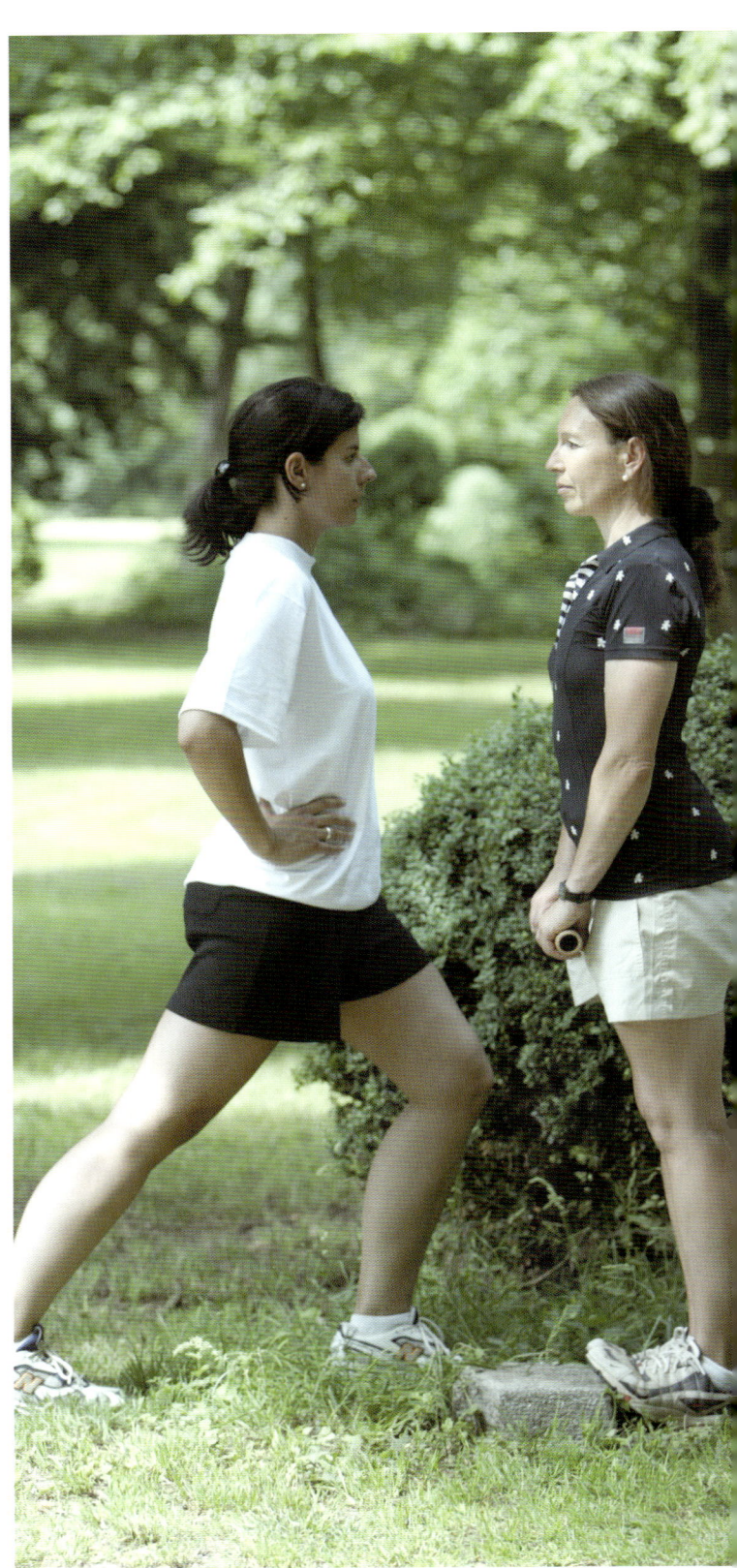

D 2: Dehnung der vorderen Oberschenkelmuskulatur

- Im Stand, Standbein leicht gebeugt, den Fußrist des zu dehnenden Beins fassen und mit der Hand den Oberschenkel nach hinten oben anheben und dort in der Endposition fixieren. Gleichzeitig wird die Gesäßmuskulatur fest angespannt. Es wird eine Dehnspannung in der Oberschenkelvorderseite spürbar.

- Bei der Dehnung mit Kontraktion wird jetzt in der Dehnposition der Fußrist wieder leicht in die Hand zurückgedrückt und damit die subjektive Dehnspannung etwas aufgehoben.

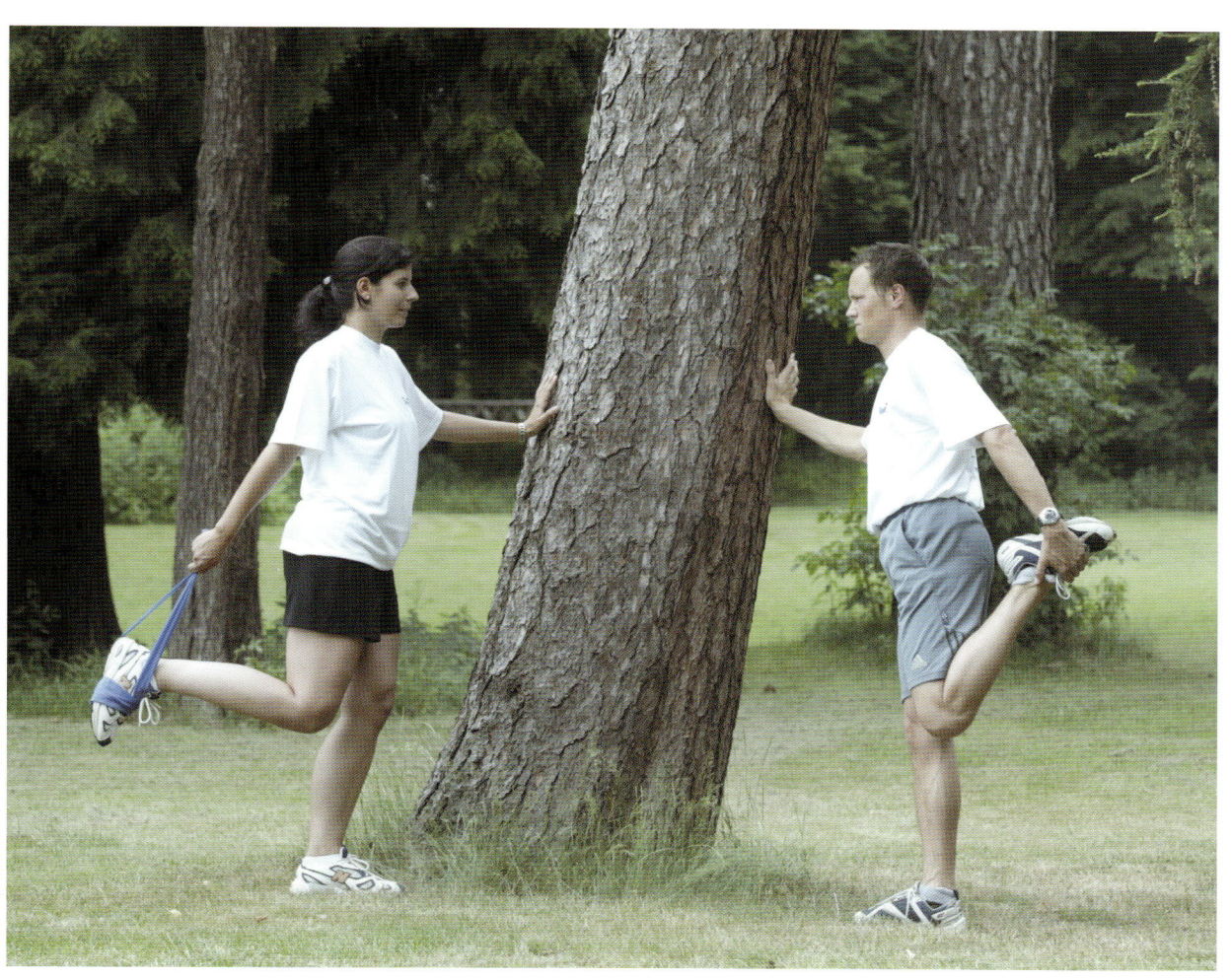

D 3: Dehnung der hinteren Oberschenkelmuskulatur

- Einen Fuß nach vorne mit der Ferse aufstellen und das Kniegelenk vorsichtig strecken. Bei jetzt auftretenden Schmerzen im Kniegelenk (nicht zu verwechseln mit der typischen Dehnspannung) das Kniegelenk wieder minimal einbeugen.

- Das Becken kippen (Tendenz Hohlkreuz), mit dem Gefühl, das Gesäß nach hinten wegzuschieben und das Hüftgelenk beugen, bis eine Dehnung in der Oberschenkelrückseite spürbar wird; den Rücken gerade halten.

- Bei der Dehnung mit Kontraktion wird in dieser Dehnposition mit der Ferse leicht in den Boden gedrückt und gleichzeitig ein leichter Zug nach hinten, Richtung Becken, ausgeübt.

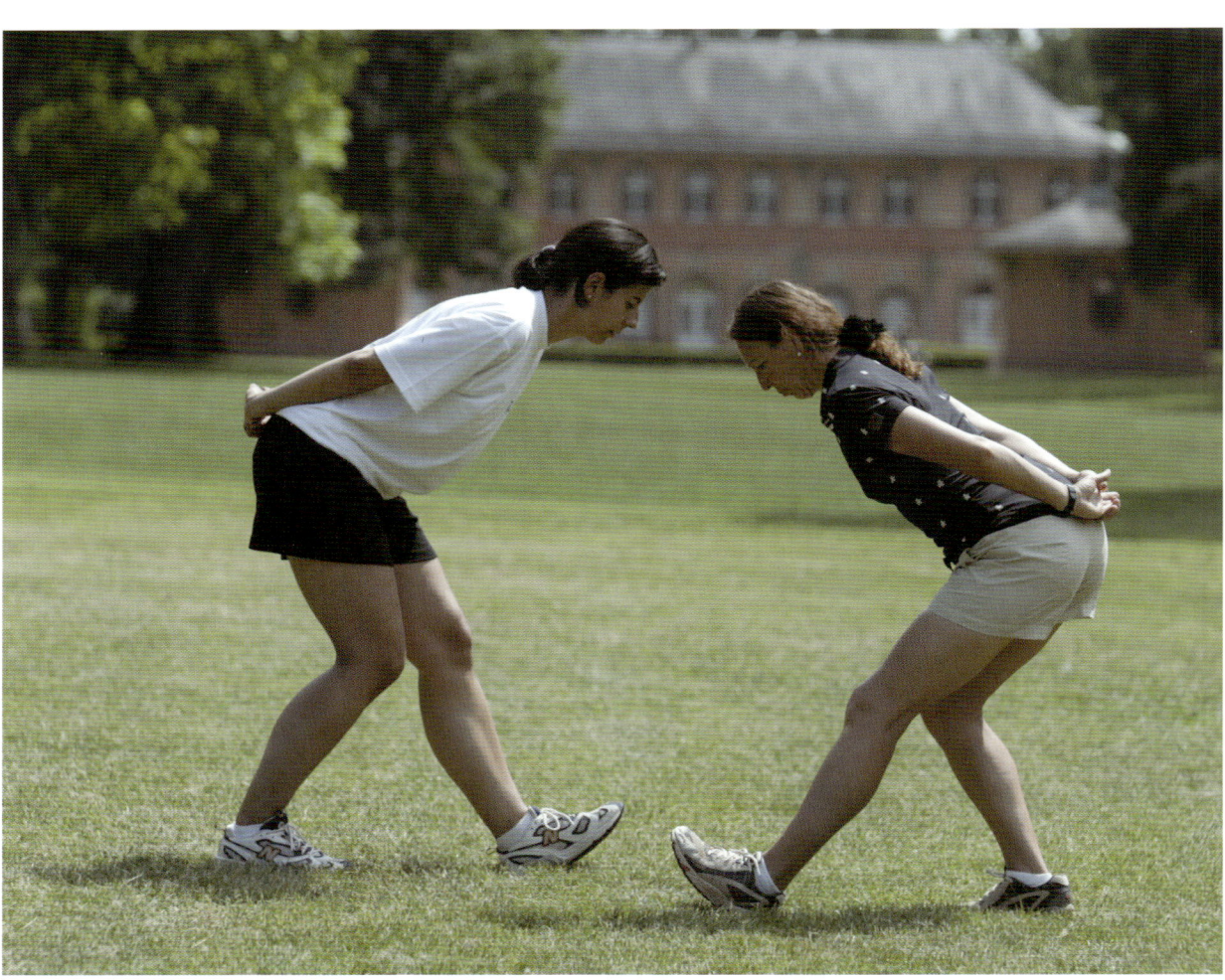

D 4: Dehnung der Brustmuskulatur

- Im Stand die Handfläche seitlich in Schulterhöhe an einen Baumstamm (oder Wand oder Partnerhand) halten und den entsprechenden Arm ganz ausstrecken („Speerwurfhaltung").

- Den Rumpf jetzt in die Gegenrichtung so weit aufdrehen, bis die Dehnung im Arm- und Brustbereich spürbar wird.

- Variation: Die Griffhöhe (Arm-Rumpf-Winkel kleiner bzw. größer als 90°) verändern; hierdurch erfolgt eine Dehnung unterschiedlicher Anteile der Brustmuskulatur.

- Bei der Dehnung mit Kontraktion wird die Hand zusätzlich leicht in den Baum hineingedrückt und der Arm „zieht statisch" nach vorne, als wenn der „Speer" abgeworfen werden soll.

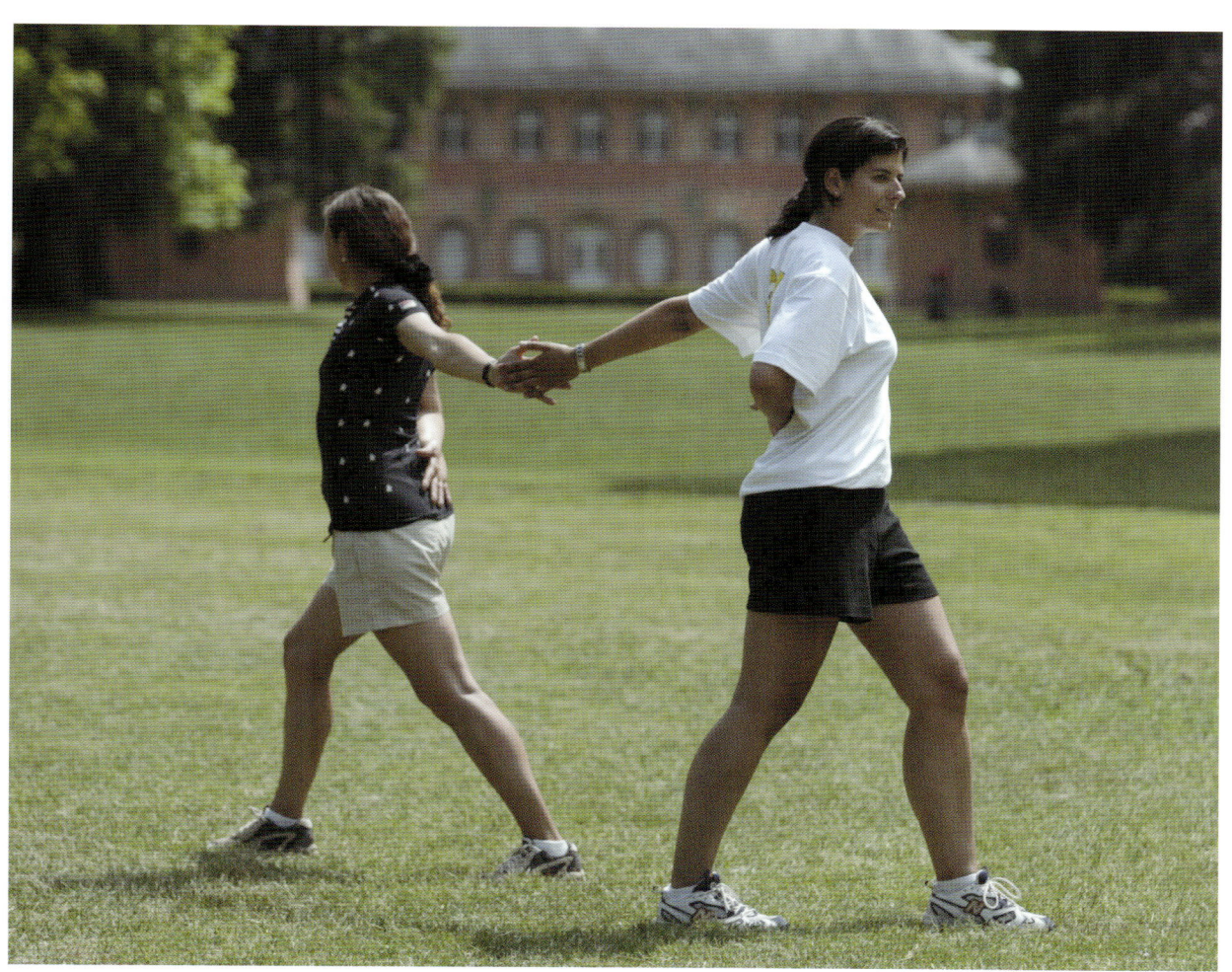

D 5: Dehnung der hinteren Hals-Nacken-Muskulatur

- Im Stand den Kopf nach vorne neigen, bis eine Dehnung der hinteren Hals-Nacken-Muskulatur spürbar wird. Gleichzeitig werden die beiden Schulterblätter aktiv nach unten Richtung Becken bewegt.

- Die Dehnung kann etwas verstärkt werden, indem die hinter dem Kopf verschränkten Hände leichten Druck auf den Hinterkopf ausüben.

- Bei der Dehnung mit Kontraktion gibt der Kopf in dieser Dehnstellung gleichzeitig leichten Druck in die Hände, ohne dass er sich aus der Dehnstellung hinausbewegt.

D 6: Dehnung der seitlichen Hals-Nacken-Muskulatur

- Im Stand den Kopf zur Seite neigen und eine Stellung einnehmen, in der die meiste Dehnung wahrgenommen wird.

- Der Arm der Gegenseite, ebenso wie die Schulter der zu dehnenden Seite, drückt aktiv Richtung Boden, bis die Dehnung in der seitlichen Halsmuskulatur spürbar wird.

- Bei der Dehnung mit Kontraktion wird die zu dehnende Halsmuskulatur zusätzlich kontrahiert, indem die Vorstellung umgesetzt wird, dass auf dieser Seite des Halses ein schweres Gewicht lastet, welches nach oben gedrückt werden soll.

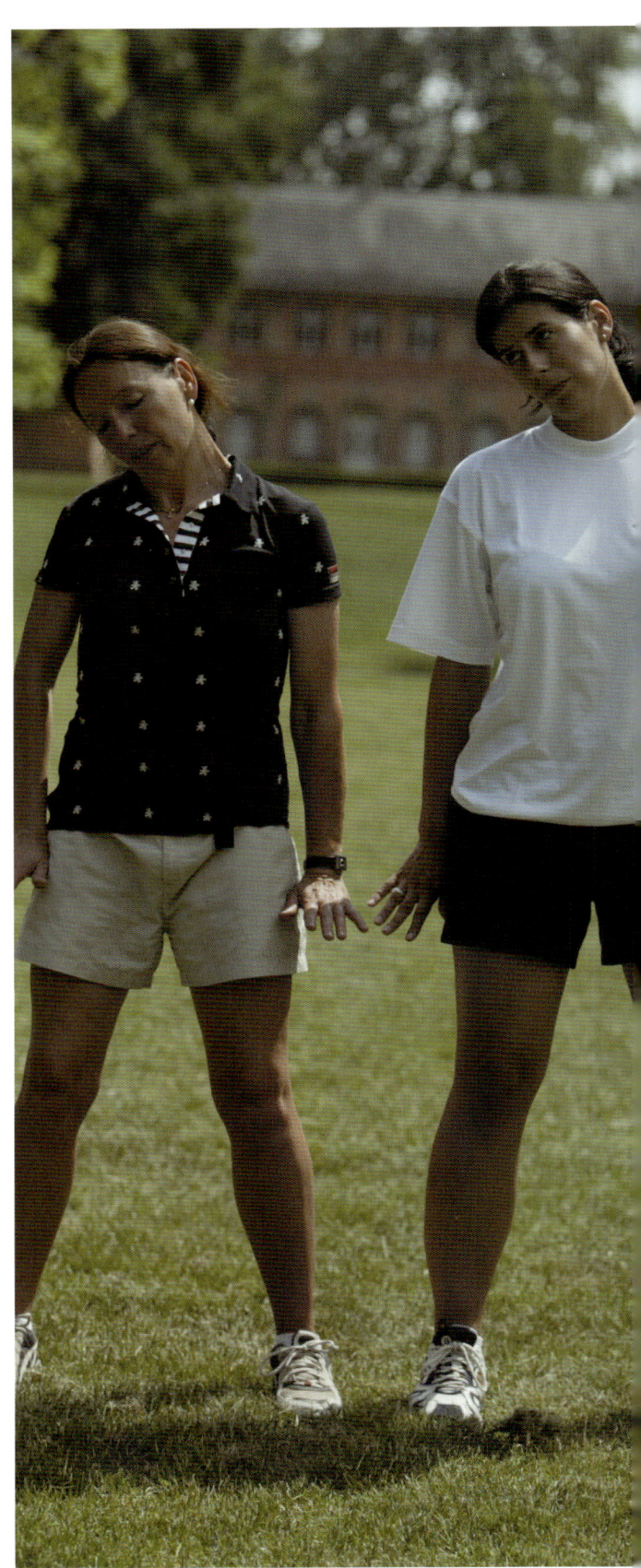

D 7: Dehnung der Hüftbeugemuskulatur

- Im Riesenausfallschritt oder, noch besser, mit einem auf einen Baumstumpf oder eine Böschung angehobenen Bein soll das hintere Bein weit vom vorderen Bein entfernt werden.

- Die Hüfte des hinteren Beins in Richtung Boden drücken und das hintere Bein so weit vom vorderen Bein entfernen, wie es ohne Schmerzen im Knie möglich ist. So wird eine Dehnung im Hüftbereich spürbar.

- Der Oberkörper wird dabei aufgerichtet, wenn nicht sogar leicht nach hinten gelehnt, da erst dann Ursprung und Ansatz des Hüftbeugers optimal voneinander entfernt liegen.

- Um das Becken zu fixieren, wird jetzt die Gesäßmuskulatur maximal angespannt und die Dehnung damit erhöht.

- Bei der Dehnung mit Kontraktion wird der Hüftbeuger zusätzlich kontrahiert, indem mit dem Fußballen des hinteren Fußes leicht Druck in den Boden ausgeübt wird und ein „statischer Zug" nach vorne zum anderen Bein hin stattfindet.

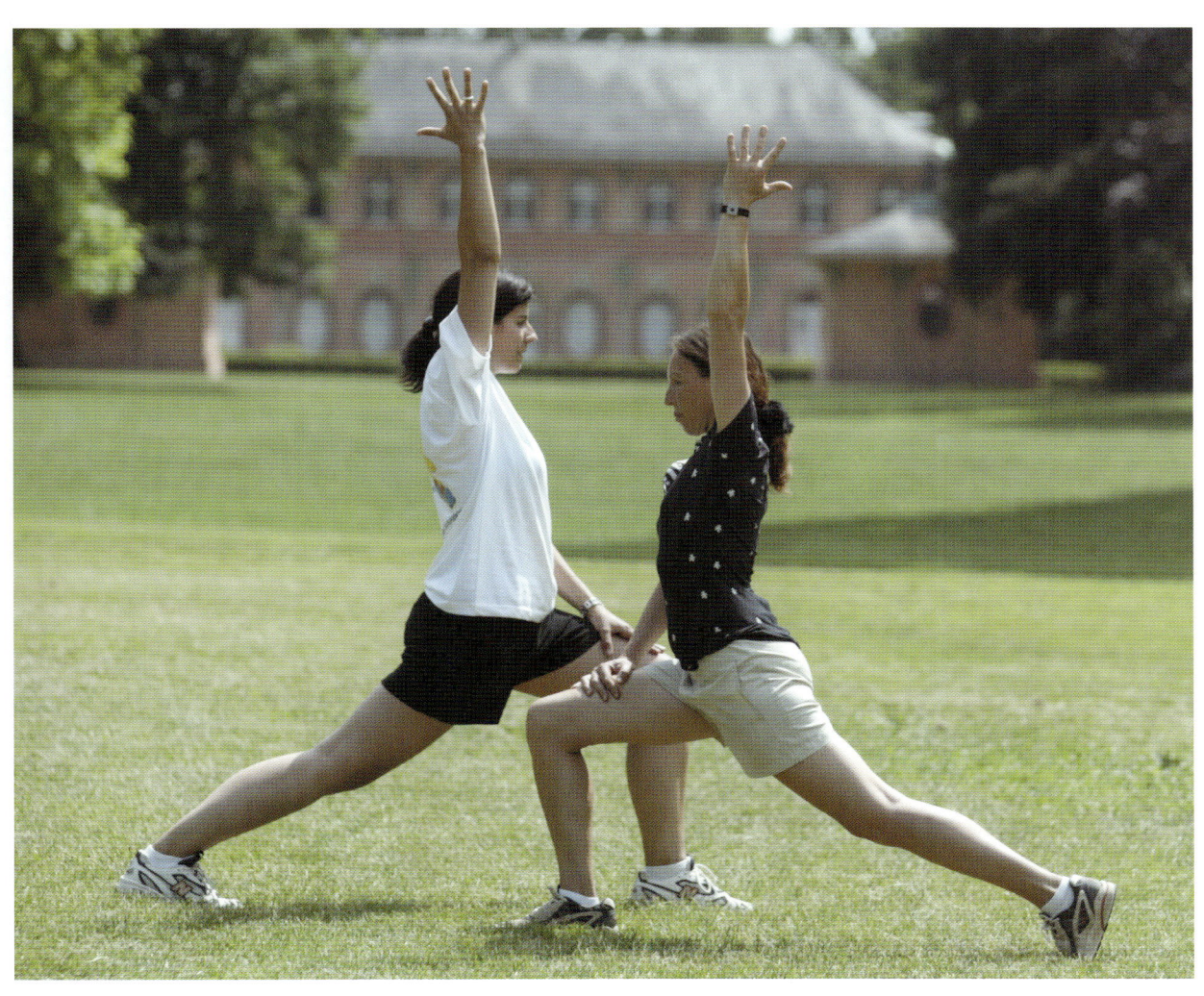

D 8: Dehnung der unteren Rückenmuskulatur

- Entweder mit Abstützung an einem Baum, einer Wand oder am Partner wird ein Bein im Knie abgewinkelt bis auf Beckenhöhe angehoben und mit beiden Händen umfasst.

- Zur Verstärkung der Dehnung wird das Knie aktiv nach vorne in die Hände gedrückt, ohne dass der Rücken sich rundet, sondern sich im Gegenteil aktiv aufrichtet.

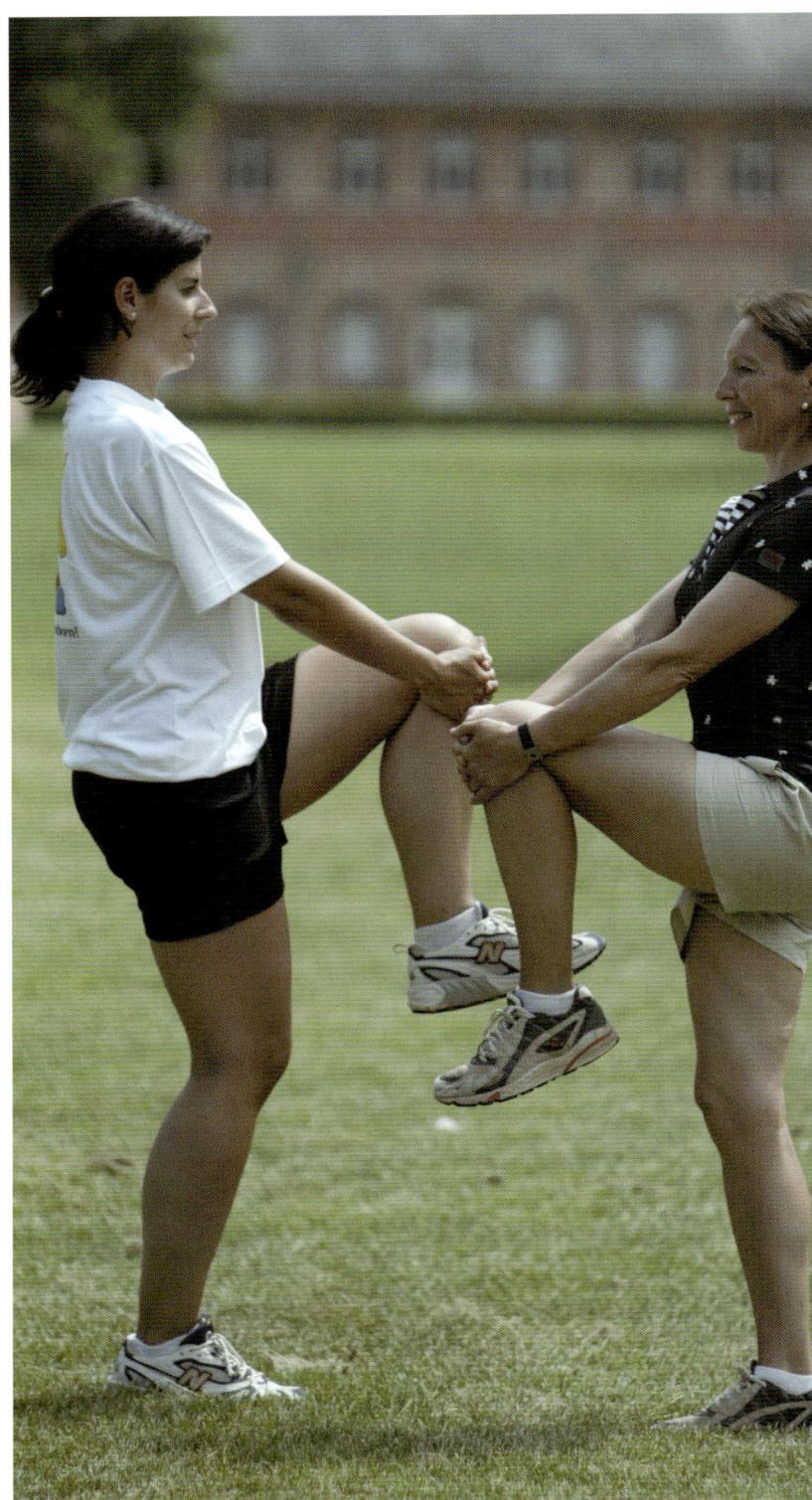

5.4 Hinweise zu den Entspannungssequenzen und den integrierten Informationen

I 15: Informationen zu Bedeutung und Möglichkeiten der Entspannung

Viele der heute vorherrschenden Beschwerden lassen sich neben einem Zuwenig an körperlichen Belastungen häufig auch auf ein Zuviel an psychischen Belastungen zurückführen. Seelische Anspannungen (z. B. durch Termindruck oder Ärger) können sich auf den Körper übertragen und zu schmerzhaften Verspannungen oder sogar zu chronischen Beschwerden führen. Weitere Folgen anhaltender psychischer Überforderung können Nervosität, innere Unruhe, Kopfschmerzen, Magenbeschwerden und Rückenschmerzen sein. Regelmäßig durchgeführte Entspannungsübungen wirken solchen Gesundheitsbeeinträchtigungen entgegen und fördern das individuelle physische und psychische Wohlbefinden.

Zu den positiven allgemeinen Effekten eines Entspannungstrainings zählen:

- Abschalten vom Alltag.
- Stressreduktion.
- Verbesserung des physischen und psychischen Wohlbefindens.
- Verringerung von Nervosität, Unruhe, Verspannungen, körperlicher Unausgeglichenheit.
- Beschleunigte Regeneration nach physischer und/oder psychischer Belastung.
- Verbesserung der Konzentrations- und Leistungsfähigkeit.
- Förderung von Ruhe und Gelassenheit.
- Distanz gewinnen.
- Erhöhte Zufriedenheit.
- Abbau von Ängsten und Aufregung.
- Alltagshilfe, z. B. bei Prüfungsangst, Unwohlsein.

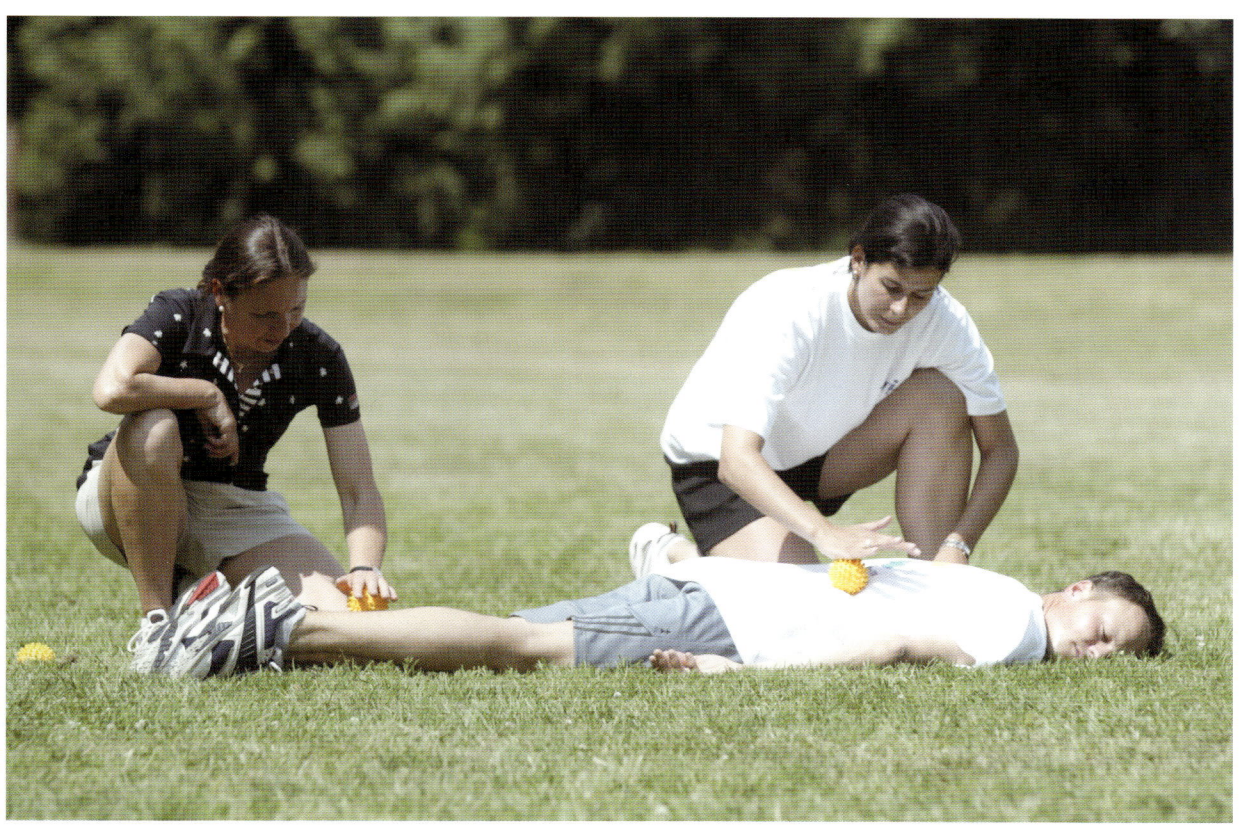

- Lockerung verspannter Muskeln.
- Positive Beeinflussung psychosomatischer Beschwerden.
- Linderung von Schmerzen (z. B. Kopfschmerzen).
- Entwicklung/Verbesserung des Körpergefühls.
- Verbesserung der Lebensqualität.

Während der Entspannung bemerkbare körperliche Effekte sind:

- Abnahme der Herzfrequenz.
- Abnahme der Atemfrequenz.
- Vergrößerte Atemtiefe.
- Verringerung der Muskelspannung (Tonus).
- Schwereempfindungen in Armen/Beinen.
- Wärmeempfindungen.
- Gegebenenfalls Schmerzreduktion.
- Erhöhter Speichelfluss.

Bei der praktischen Durchführung von Entspannungsübungen ist grundsätzlich zu beachten, dass physische und psychische An- bzw. Entspannung eng zusammenhängen. So bleibt eine physische Entspannung unvollständig, wenn keine psychische Entspannung stattfindet und umgekehrt.

Zu den bewährten Übungsformen gehören:

- Körperwahrnehmungsübungen, alleine oder mit Partner.
- Massagetechniken, z. B. Igelballmassage.
- Entspannungstechniken, z. B. progressive Muskelrelaxation.

Entspannungsübungen

Im Folgenden werden verschiedene Entspannungsbeispiele beschrieben, die – je nach Gruppenzusammensetzung und/oder Präferenzen der Kursleitung – alternativ eingesetzt werden können.

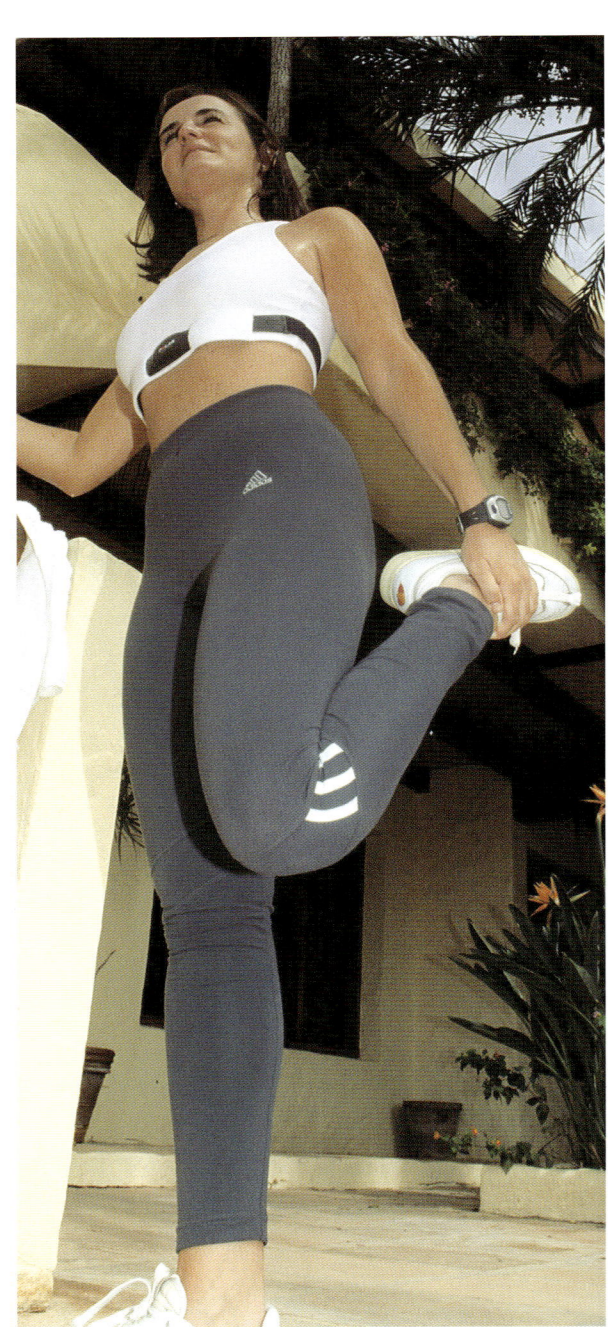

ES 1: Ausschütteln von Armen und Beinen

Zuerst die Arme, dann die Beine und schließlich Arme und Beine (rechten Arm und linkes Bein und umgekehrt) ausschütteln.

ES 2: Ausschütteln mit Partner

- Ein Partner umfasst mit beiden Händen den Unterarm (kurz oberhalb des Handgelenks) seines Gegenübers und schüttelt dessen Arm und Schulter aus; danach wird der andere Arm ausgeschüttelt – Partnerwechsel.

- Wenn möglich, die Beine im Liegen ausschütteln (ansonsten im Stand ohne Partner).

ES 3: Tennisball-/Igelballmassage

- Partnerweise: Person A rollt einen Igelball links und rechts der Wirbelsäule über den Rücken von Person B.

- Im Kreis: Alle Teilnehmer stehen hintereinander im Kreis und rollen den Tennis-/Igelball mit leichtem Druck über den Rücken ihres Vordermanns; nach einiger Zeit drehen sich alle Teilnehmer um 180° und massieren den Rücken ihres neuen Vordermanns.

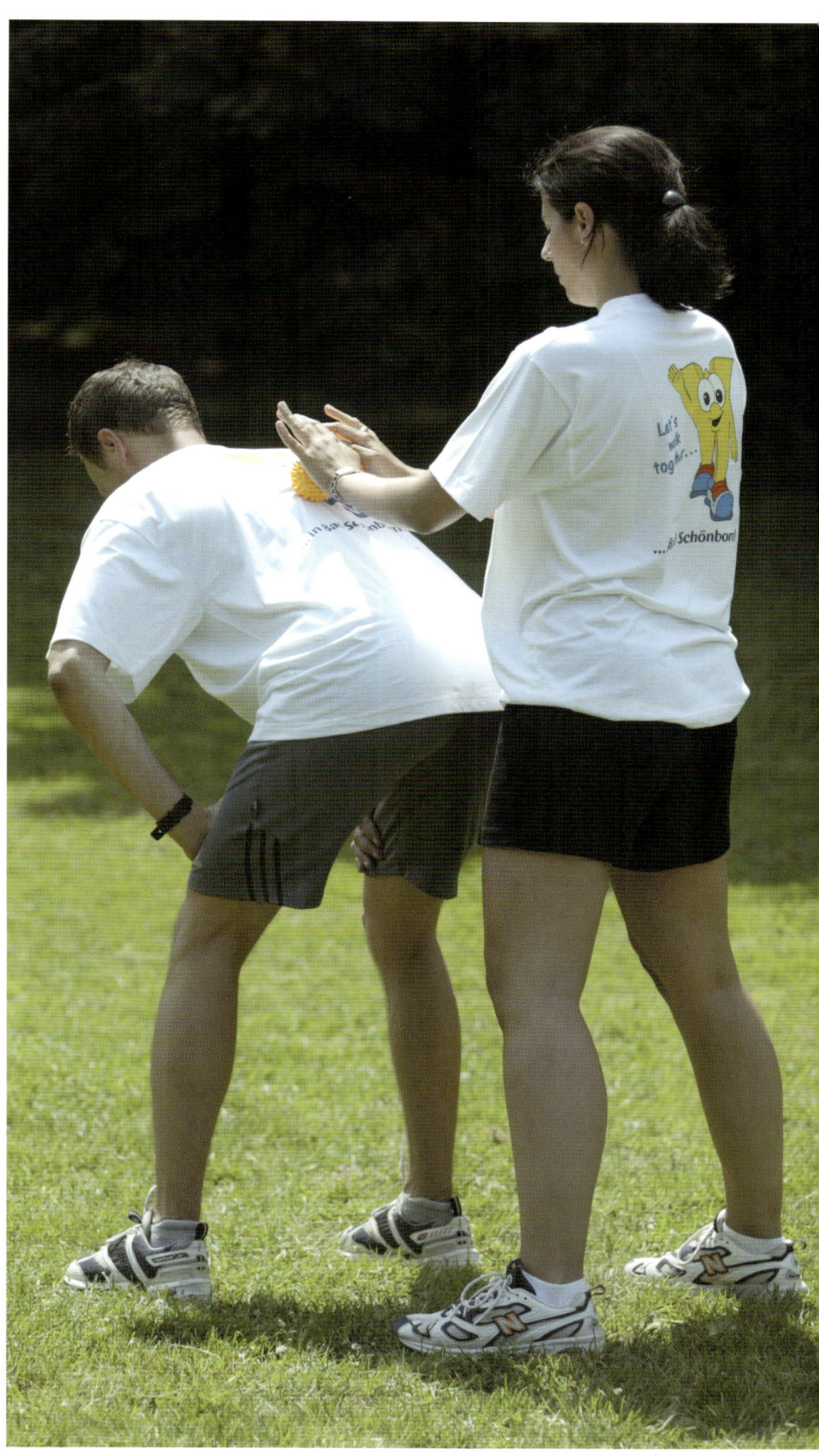

ES 4: Atemübung

Vokalatmung (aus: AOK-Audiokassette „Zuhören und entspannen", AOK-Verlag)

- Du kannst dich durch langsames Atmen lösen und entspannen.
- Dazu atme ebenso lange ein wie aus.
- Lasse deinen Atem ganz sanft werden und versuche, die Länge deines Einatmens der Länge deines Ausatmens anzugleichen.
- Versuche das jetzt, ohne dich dazu zu zwingen.
- Du kannst das Ausatmen unterstützen.
- Lasse mit dem Ausatmen innerlich ein „H" wie „Heinrich" erklingen.
- Das mittönende H braucht nicht hörbar zu sein.
- Versuche ab jetzt, das innerliche H immer beim Ausatmen mitklingen zu lassen.
- Bringe deine Aufmerksamkeit jetzt auf deine Bauchdecke.
- Sie hebt sich beim Einatmen und senkt sich beim Ausatmen.
- Du beatmest nun einzelne Körperregionen durch die Vokalatmung ganz gezielt.
- Dazu stelle dir beim Einatmen ein kleines a vor.
- Bringe deine Aufmerksamkeit gleichzeitig in deinen Bauchraum.
- Er füllt sich viel stärker mit Luft.
- Mache mehrere Atemzüge mit a.
- Denke beim Ausatmen immer an H.
- Du beatmest jetzt deine Halsregion.
- Denke dir beim Einatmen ein E.
- Mache nun einige Atemzüge mit E.
- Dein Atem fließt durch die Nase und den Rachenraum sanft ein und aus.
- Bringe deine Aufmerksamkeit nun in deine Kopfregion.

- Stelle dir beim Einatmen nun ein I vor. Und immer entspannt ausatmen.
- Konzentriere dich jetzt auf deinen Brustraum.
- Denke dir mit dem Einatmen ein O, mit dem Ausatmen ein H.
- Dein Atem fließt weiter sanft ein und aus.
- Stelle dir beim Einatmen jetzt ein U vor.
- Bringe deine Aufmerksamkeit in deinen unteren Bauchbereich.
- Mache mehrere Atemzüge mit U - und H.
- Wähle jetzt aus diesen Vokalen den aus, der für dich am angenehmsten zu spüren war. Denke nun an diesen Vokal beim Einatmen und beim Ausatmen weiter an H.
- Mache mehrere solcher langsamen und beruhigenden Atemzüge.

Beenden der Übung
Mache nun einige tiefe Atemzüge – und beginne, dich zu recken und zu strecken.

Variationen von Atemübungen

Variation 1

- Stelle deine Füße etwa schulterbreit geöffnet nebeneinander fest auf den Boden.
- Richte deinen Oberkörper auf, lass deine Schultern fallen, halte den Kopf aufrecht.
- Führe nun sechs tiefe Atemzüge durch, lass dich in das Ausatmen hineinfallen, eventuell durch einen kurzen Seufzer.
- Versuche nicht, deine Atmung zu steuern oder zu beeinflussen.
- Lass deinen Atem frei fließen.

- Du merkst, dass dein Atem nach dem Ausatmen unten einen kurzen Moment verharrt.
- Das ist natürlich, gut und wichtig.
- Lass dich in das Ausatmen hineinfallen und verweile, ohne dich zu zwingen, einen kleinen Moment unten.
- Die Einatmung setzt dann ganz von allein ein.
- Lenke deine Aufmerksamkeit auf die Nase.
- Spüre, wie die Luft durch die Nase hineinkommt und wieder hinausströmt.

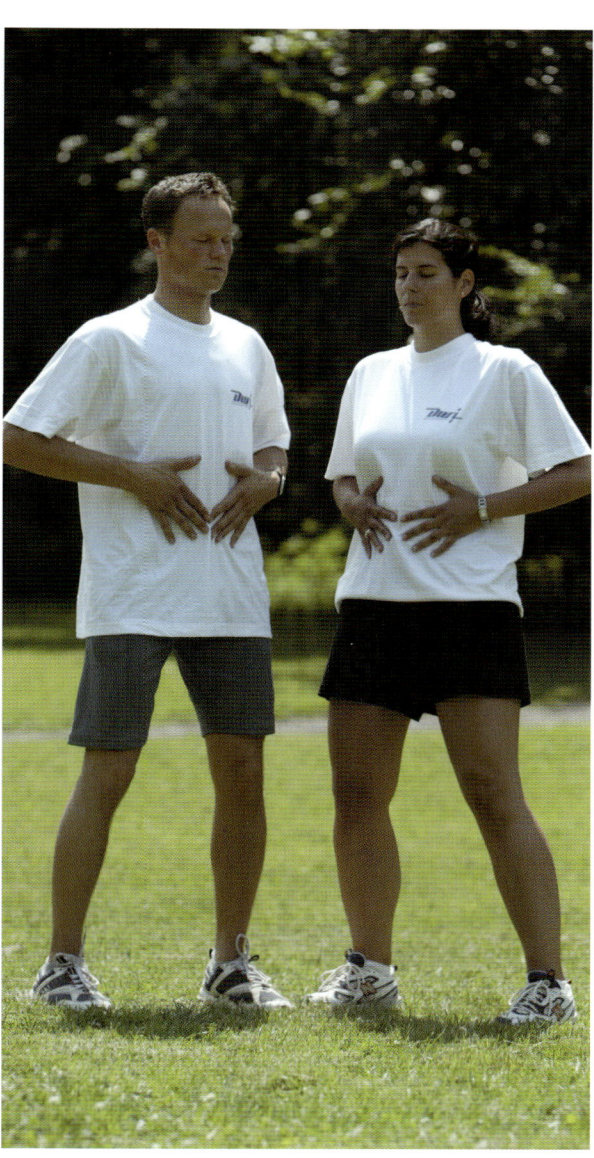

- Wenn deine Gedanken abschweifen wollen, lenke deine Aufmerksamkeit wieder zurück auf die Nase.
- Lasse deinen Atem frei fließen, ohne ihn zu beeinflussen.

Beenden der Übung
Mache nun einige tiefe Atemzüge – und beginne, dich zu recken und zu strecken.

Variation 2

- Lenke deine Aufmerksamkeit auf die Bauchregion.
- Spüre, wie deine Bauchdecke sich vor- und zurückwölbt.
- Beim Einatmen vor, beim Ausatmen zurück.
- Der Bauch dehnt sich nach vorn aus und geht wieder zurück.
- Erspüre die Empfindungen der Bauch- und der Nasenregion.
- Lenke jetzt deine Aufmerksamkeit auf deine Hände.
- Stelle dir vor, dass die Hände immer schwerer werden.
- Spüre, wie schwer sie sich anfühlen.
- Sie hängen schwer neben deinem Körper.
- Und sie sind warm und werden jetzt noch wärmer – schwer – und – warm.
- Vielleicht kannst du das Blut in deinen Händen spüren, wie es hineinfließt – und Wärme mit sich bringt.
- Lenke jetzt deine Aufmerksamkeit auf deine Füße.
- Stelle dir vor, dass die Füße immer schwerer werden.
- Spüre, wie schwer sie sich anfühlen.
- Sie stehen schwer und fest auf dem Boden.
- Und sie sind warm und werden jetzt noch wärmer – schwer – und – warm.

- Vielleicht kannst du auch das Blut spüren, wie es hineinfließt in deine Füße – und immer mehr Wärme mit sich bringt.
- Nun, da du entspannter bist und dich wohl fühlst, genieße noch eine Zeit lang diese Ruhe – und den Frieden, den du dir selbst gegeben hast.

Beenden der Übung
Mache nun einige tiefe Atemzüge – und beginne, dich zu recken und zu strecken.

ES 5: Aufmerksamkeitslenkung auf Geräusche

Die Teilnehmer lehnen sich an einen Baum oder einen Partner. Auf Anweisung der Kursleitung lenken sie ihre Aufmerksamkeit im Wechsel auf Geräusche in der Natur (z. B. Vogelstimmen) und Geräusche im eigenen Körper oder den des Partners (z. B. Atem); recken und strecken, Arme und Beine ausschütteln.

Variation: Die gleiche Übung mit geschlossenen Augen.

ES 6: Ausklopfen im Kreis

Die Teilnehmer stehen hintereinander im Kreis. Alle klopfen ihrem Vordermann auf die Schulter (begleitet durch ein Lob für die in der Kurseinheit vollbrachte gute Leistung). Das Ausklopfen erfolgt weiter über den Rücken und die Außenseite der Beine und zurück zur Schulter. Danach führen alle Teilnehmer eine halbe Drehung aus und wiederholen die gleiche Übung bei dem neuen Vordermann.

ES 7: Versteinern

Kreuz und quer durch das Gelände bewegen. Auf ein Zeichen des Kursleiters bleiben alle Teilnehmer wie „versteinert" stehen. Auf ein erneutes Zeichen des Kursleiters gehen alle weiter.

Variation: Plötzlich auf einem Bein stehen bleiben.

ES 8: Progressive Muskelrelaxation der Arme (nach: Bernstein & Borkovec, 2000)

Beginn:
Stelle dich ganz bequem hin und lehne dich – wenn möglich – an. Nachdem du deine Entspannungsposition eingenommen hast, versuche nun, deinen „Motor" zurückzudrehen und dich zu entspannen. Kontrolliere nochmals deine Position, ob du entspannt und angenehm stehst.

Versuche jetzt, dich ganz auf dich selbst zu konzentrieren, auf deinen Körper, und beobachte aufmerksam dein Inneres.

Anspannung:
Konzentriere dich auf deinen rechten Arm und auf deine rechte Hand. Balle nun die rechte Hand zur Faust, ziehe deinen Unterarm hoch und drücke deinen Ellbogen vorsichtig gegen deine rechte Körperseite. Spürst du die Spannung in deiner Faust und in deinem Arm? Balle deine Faust noch stärker und halte die Spannung aufrecht, ohne nachzulassen. Atme ruhig weiter und beobachte das Gefühl der Spannung.

Entspannung:

Entspanne dich. Lasse alle Spannung aus dem Arm weichen und ihn locker neben deinem Körper hängen. Beobachte, was nun in deiner Hand und in deinem Arm passiert. Registriere alle Empfindungen, die du wahrnehmen kannst und genieße die Entspannung deines Arms.

Anspannung:

Balle nun nochmals deine rechte Hand zur Faust, ziehe deinen Unterarm hoch und drücke deinen Ellbogen vorsichtig gegen deine rechte Körperseite. Spüre die Spannung in deiner Faust und in deinem Arm. Balle die Faust noch stärker und halte die Spannung aufrecht, ohne nachzulassen. Atme ruhig weiter und beobachte das Gefühl der Spannung.

Entspannung:

Entspanne dich. Lasse alle Spannung aus dem Arm weichen und ihn locker neben deinem Körper hängen. Beobachte, was nun in deiner rechten Hand und in deinem rechten Arm passiert. Registriere alle Empfindungen, die du wahrnehmen kannst und genieße die Entspannung deines Arms. Vergleiche deinen Arm mit dem Zustand vor dem Üben. Stellst du Unterschiede fest? Lasse deine Gedanken in den linken Arm strömen und vergleiche den beübten Arm mit dem nichtbeübten Arm. Stellst du auch hier Unterschiede fest?

Anspannung:

Konzentriere dich jetzt ganz auf deinen linken Arm und auf deine linke Hand. Balle deine linke Hand zur Faust, ziehe deinen Unterarm hoch und drücke deinen Ellbogen vorsichtig gegen deine linke Körperseite. Spürst du die Spannung in deiner Faust und in deinem Arm? Balle

deine Faust noch stärker und halte nun diese Spannung aufrecht, ohne nachzulassen. Atme ruhig weiter und beobachte das Gefühl der Spannung.

Entspannung:

Entspanne nun. Lasse alle Spannung aus dem Arm weichen und ihn locker neben deinem Körper hängen. Beobachte, was in deiner Hand und in deinem Arm passiert. Registriere alle Empfindungen, die du wahrnehmen kannst und genieße die Entspannung deines Arms.

Anspannung:

Balle nochmals deine linke Hand zur Faust. Ziehe deinen Unterarm hoch und drücke deinen Ellbogen vorsichtig gegen deine linke Körperseite. Spüre die Spannung in deiner Faust und in deinem Arm. Balle die Faust noch stärker und halte die Spannung, ohne nachzulassen. Atme ruhig weiter und beobachte das Gefühl der Spannung.

Entspannung:

Entspanne nun. Lasse alle Spannung aus dem Arm weichen und ihn locker neben deinem Körper hängen. Beobachte, was in deiner linken Hand und in deinem linken Arm passiert. Registriere alle Empfindungen, die du wahrnehmen kannst und genieße die Entspannung deines Arms. Vergleiche nun deinen linken Arm mit dem Zustand vor der Übung. Stellst du Unterschiede fest? Vergleiche nochmals den Zustand beider Arme mit dem Zustand vor dem Üben. Kannst du auch hier Unterschiede feststellen?

Zurücknahme:

Recke dich nun, strecke dich und drehe dich langsam nach rechts und links. Genieße den wohligen, entspannten Zustand.

ES 9: Progressive Muskelrelaxation der Schultern (nach: Bernstein & Borkovec, 2000)

Beginn:
Stelle dich ganz bequem hin und lehne dich – wenn möglich – an. Nachdem du deine Entspannungsposition eingenommen hast, versuche nun, deinen „Motor" zurückzudrehen und dich zu entspannen. Kontrolliere nochmals deine Position, ob du entspannt und angenehm stehen kannst.

Versuche jetzt, dich ganz auf dich selbst zu konzentrieren, auf deinen Körper, und beobachte aufmerksam dein Inneres.

- *Anspannung:* Schultern hochziehen, halten, anspannen.
  Entspannung: Schultern fallen lassen, Spannung entweicht, entspannen.

- *Anspannung:* Schultern nach hinten ziehen, halten, anspannen.
  Entspannung: Schultern zurückführen, Spannung entweicht, entspannen.

- *Anspannung:* Schultern nach vorn ziehen, halten, anspannen.
  Entspannung: Schultern zurückführen, Spannung entweicht, entspannen.

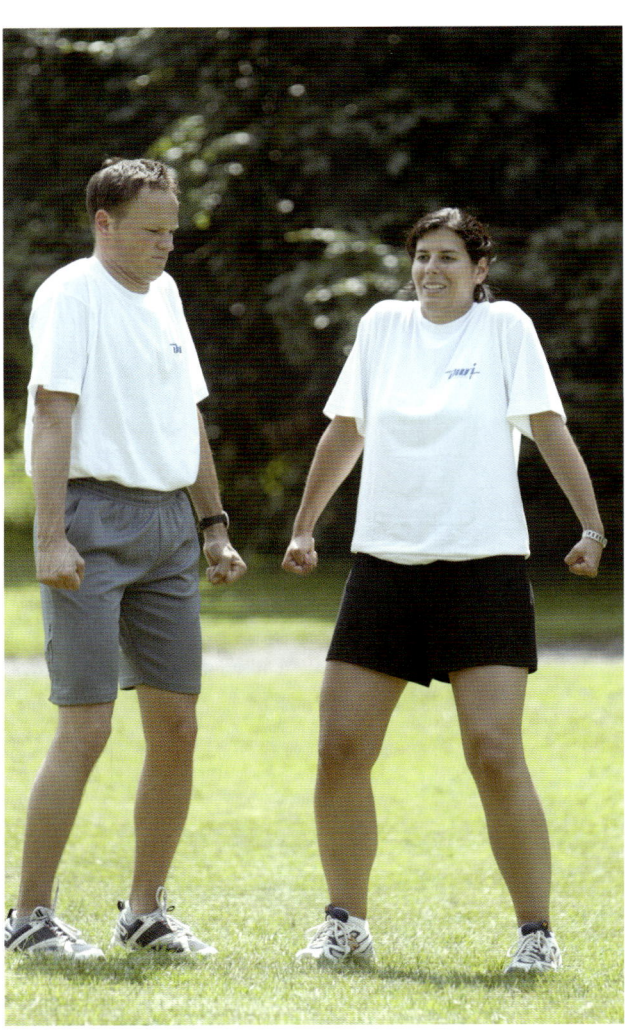 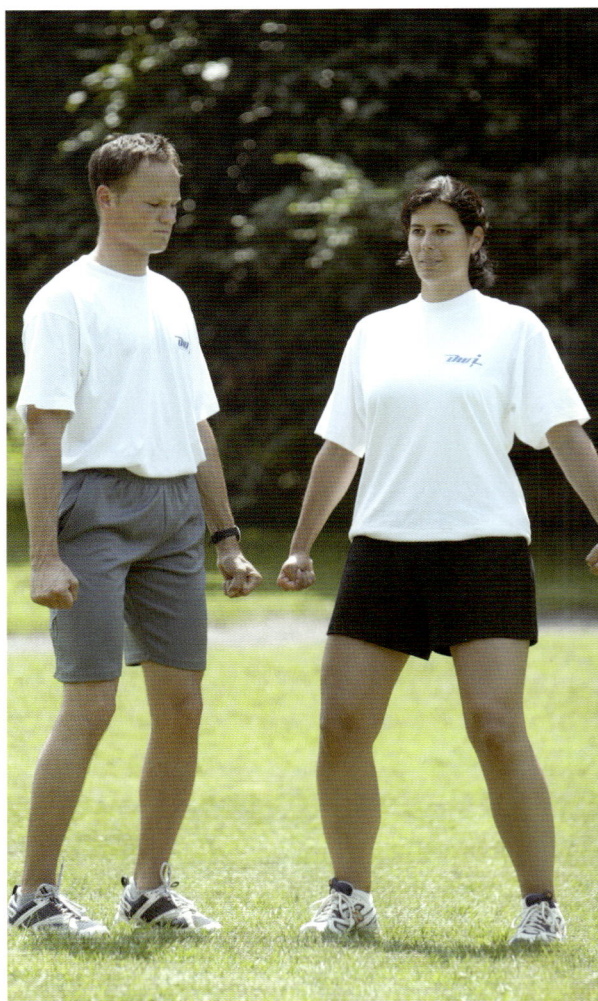

Zurücknahme:
Recke dich nun, strecke dich und drehe dich langsam nach rechts und links. Genieße den wohligen, entspannten Zustand.

Variation: Progressive Muskelrelaxation des Nackens (nach: Bernstein & Borkovec, 2000)

Beginn:
Stelle dich ganz bequem hin und lehne dich – wenn möglich – an. Nachdem du deine Entspannungsposition eingenommen hast, versuche nun, deinen „Motor" zurückzudrehen und dich zu entspannen. Kontrolliere nochmals deine Position, ob du entspannt und angenehm stehen kannst.

Versuche jetzt, dich ganz auf dich selbst zu konzentrieren, auf deinen Körper, und beobachte aufmerksam dein Inneres.

Anspannung:
Konzentriere dich ganz auf die Region deines Nackens. Falte deine Hände und führe sie behutsam an den Hinterkopf. Drücke deinen Hinterkopf nun leicht in die Hände. Atme dabei ruhig weiter. Drehe deinen Kopf langsam ein wenig nach rechts und links und erspüre, wohin die Spannung wandert. Ziehe jetzt dein Kinn ein wenig in Richtung Brust, atme weiter …

Entspannung:
… und entspanne dich. Die Spannung deiner Muskeln entweicht und dein Kopf liegt ruhig in deinen Händen. Versuche, dein Gefühl zu beobachten, deine Empfindungen wahrzunehmen. Atme ruhig ein und aus und entspanne dich.

Anspannung:
Drücke deinen Hinterkopf nochmals leicht in deine Hände. Atme dabei ruhig weiter und drehe deinen Kopf langsam ein wenig nach rechts und links und erspüre, wohin die Spannung wandert. Ziehe jetzt dein Kinn ein wenig in Richtung Brust, atme weiter …

Entspannung:
… und entspanne dich. Die Spannung deiner Muskeln entweicht und dein Kopf liegt ruhig in deinen Händen. Versuche, deine Gefühle zu beobachten, deine Empfindungen wahrzunehmen. Atme ruhig ein und aus und entspanne dich. Vergleiche den Zustand deines Nackens mit dem Zustand vor dem Üben.

Nimm langsam deine Arme herunter und lasse sie locker an deiner Körperseite hängen.

Zurücknahme:
Recke dich nun, strecke dich und drehe dich langsam nach rechts und links. Genieße den wohligen, entspannten Zustand.

ES 10: Progressive Muskelrelaxation der Beine (nach: Bernstein & Borkovec, 2000)

Beginn:
Stelle dich ganz bequem hin und lehne dich – wenn möglich – an. Nachdem du deine Entspannungsposition eingenommen hast, versuche nun, deinen „Motor" zurückzudrehen und dich zu entspannen. Kontrolliere nochmals deine Position, ob du entspannt und angenehm stehen kannst.

Versuche jetzt, dich ganz auf dich selbst zu konzentrieren, auf deinen Körper, und beobachte aufmerksam dein Inneres.

Anspannung:
Konzentriere dich ganz auf dein rechtes Bein. Ziehe die Zehen des rechten Fußes heran und drücke die Ferse des gestreckten Beins in den Boden. Atme dabei ruhig weiter und halte die Spannung. Beobachte die Spannungszustände in deinem rechten Bein.

Entspannung:
Entspanne dein rechtes Bein, deinen Fuß und fühle, was in deinem Bein geschieht. Beobachte, wie die Spannung weicht, und registriere alle Gefühle in deinem Bein.

Anspannung:
Ziehe nochmals die Zehen des rechten Fußes heran und drücke die Ferse des gestreckten Beins in den Boden. Atme dabei ruhig weiter und halte die Spannung. Beobachte die Spannungszustände in deinem rechten Bein.

Entspannung:
Entspanne dein rechtes Bein, deinen Fuß und fühle, was in deinem Bein geschieht. Beobachte, wie die Spannung entweicht, und registriere alle Gefühle in deinem Bein. Vergleiche dein rechtes Bein mit dem Zustand vor dem Üben. Stellst du Unterschiede fest?

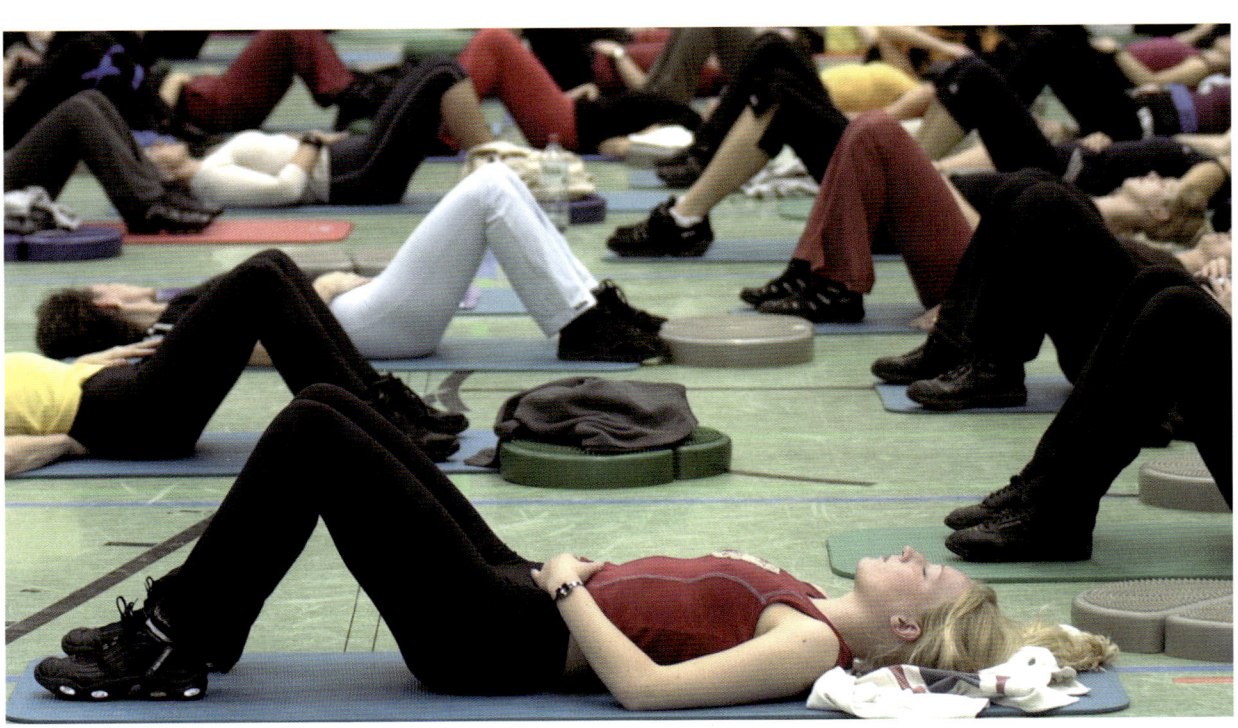

Anspannung:

Lasse deine Gedanken in dein linkes Bein wandern. Vergleiche die beiden Beine miteinander. Spürst du die Unterschiede? Bleibe mit deiner Konzentration ganz bei deinem linken Bein, ziehe die Zehen des linken Fußes heran und drücke die Ferse des gestreckten Beins in den Boden. Atme dabei ruhig weiter. Beobachte die Spannungszustände in deinem linken Bein.

Entspannung:

Entspanne dein linkes Bein, deinen Fuß und fühle, was mit deinem Bein geschieht. Beobachte, wie die Spannung weicht und registriere alle Gefühle in deinem Bein.

Anspannung:

Ziehe nochmals die Zehen des linken Fußes heran und drücke die Ferse des gestreckten Beins in den Boden. Atme dabei ruhig weiter und halte die Spannung. Beobachte die Spannungszustände in deinem linken Bein.

Entspannung:

Entspanne dein linkes Bein, deinen Fuß und fühle, was in deinem Bein geschieht. Beobachte, wie die Spannung entweicht und registriere alle Gefühle in deinem Bein. Genieße die Entspannung. Vergleiche jetzt den Zustand beider Beine mit dem Zustand vor dem Üben. Kannst du Unterschiede feststellen und wie äußern sich diese?

Zurücknahme:

Recke dich nun, strecke dich und drehe dich langsam nach rechts und links. Genieße den wohligen, entspannten Zustand.

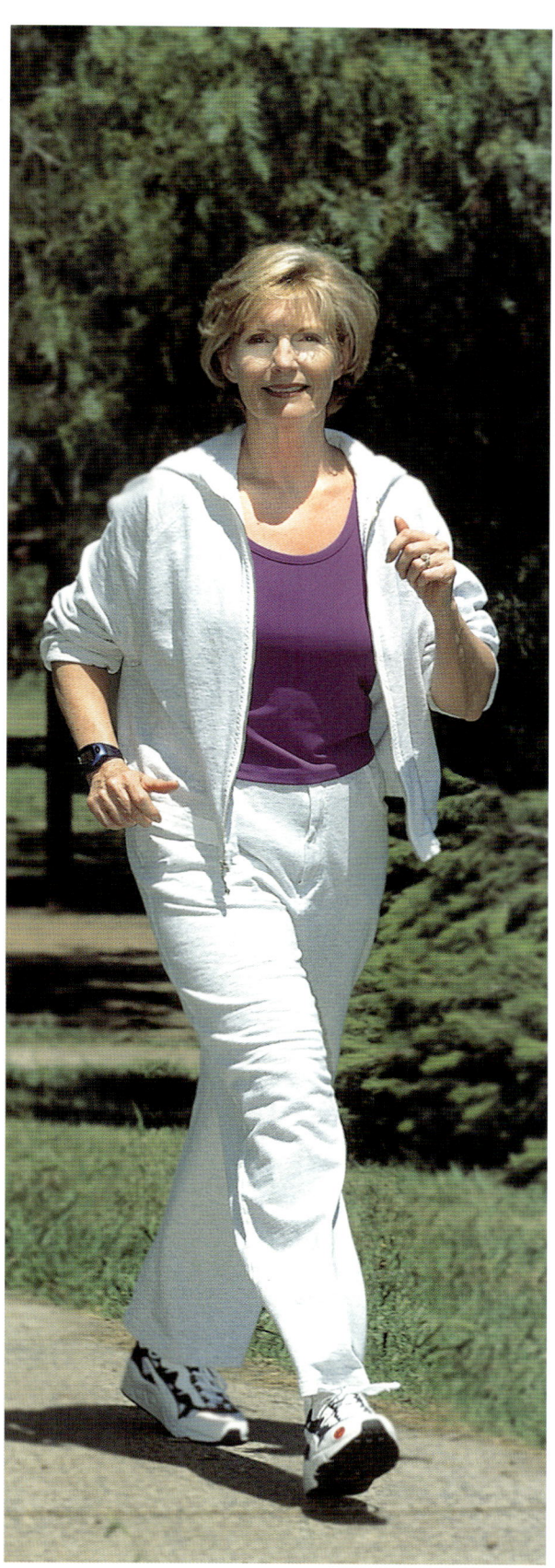

5.5 Hinweise zu den Erfahrungsaustausch-/Gesprächssequenzen und den integrierten Informationen

I 7: Sportliche Aktivität und psychisches Wohlbefinden

Wie kann beim Training/Walking das psychische Wohlbefinden verbessert werden? Was ist besonders zu beachten?

Fünf Tipps

1. Trainieren Sie immer so, dass Ihre selbst wahrgenommene Anstrengung im Bereich „leicht" bis „etwas schwer" auf der „Messlatte der Anstrengung" (Borg-Skala) liegt. Sie sollten sich also beim Training zwar angestrengt und gefordert, keinesfalls aber überfordert oder erschöpft fühlen.

2. Orientieren Sie sich nicht an den Leistungen anderer. Entwickeln Sie ein Gefühl für Ihre eigene Leistungsfähigkeit hinsichtlich Ausdauer, Kraft und Dehnfähigkeit - sowie deren Veränderung.

3. Achten Sie auf die guten Gefühle, die sich bei und nach dem Training einstellen. Bewahren Sie diese möglichst lange nach dem Sporttreiben.

4. Trainieren Sie nicht einseitig. Verbinden Sie vielmehr Übungen zur Verbesserung der Ausdauer, Kraft, Dehnfähigkeit und Entspannungsfähigkeit miteinander.

5. Treiben Sie regelmäßig Sport – mindestens 1 x, besser noch 2-3 x in der Woche.

Was kann sportliches Training bewirken?

Finden die fünf genannten Tipps Beachtung, so kann sportliches Training das seelische Befinden in zweifacher Hinsicht verbessern.

1. Steigerung des aktuellen Wohlbefindens

Sportliche Aktivität führt zu einer Steigerung des aktuellen Wohlbefindens. In der Regel fühlen sich Sporttreibende im Anschluss an die sportliche Aktivität:

- deutlich aktiver und gleichzeitig deutlich ruhiger als vorher.
- in sehr viel besserer Stimmung.
- weniger erregt, ärgerlich und deprimiert.
- weniger energielos.

2. Verbesserung der psychischen Stabilität

Langfristig führt sportliches Tun häufig zu:

- einer Verminderung von Ängstlichkeit, Gereiztheit und Spannungen und damit zu einer Stressreduktion.
- einer Abnahme allgemeiner Müdigkeit, Benommenheit und Deprimiertheit.
- einer Erhöhung der Vitalität.

Insgesamt trägt sportliches Training zur Verbesserung der aktuellen Stimmung und zum kurzfristigen Abbau von wahrgenommenen Alltagsbelastungen bei.
Überdies führt regelmäßige sportliche Aktivität längerfristig zu einer psychischen Stabilisierung und einer verbesserten Stresstoleranz.

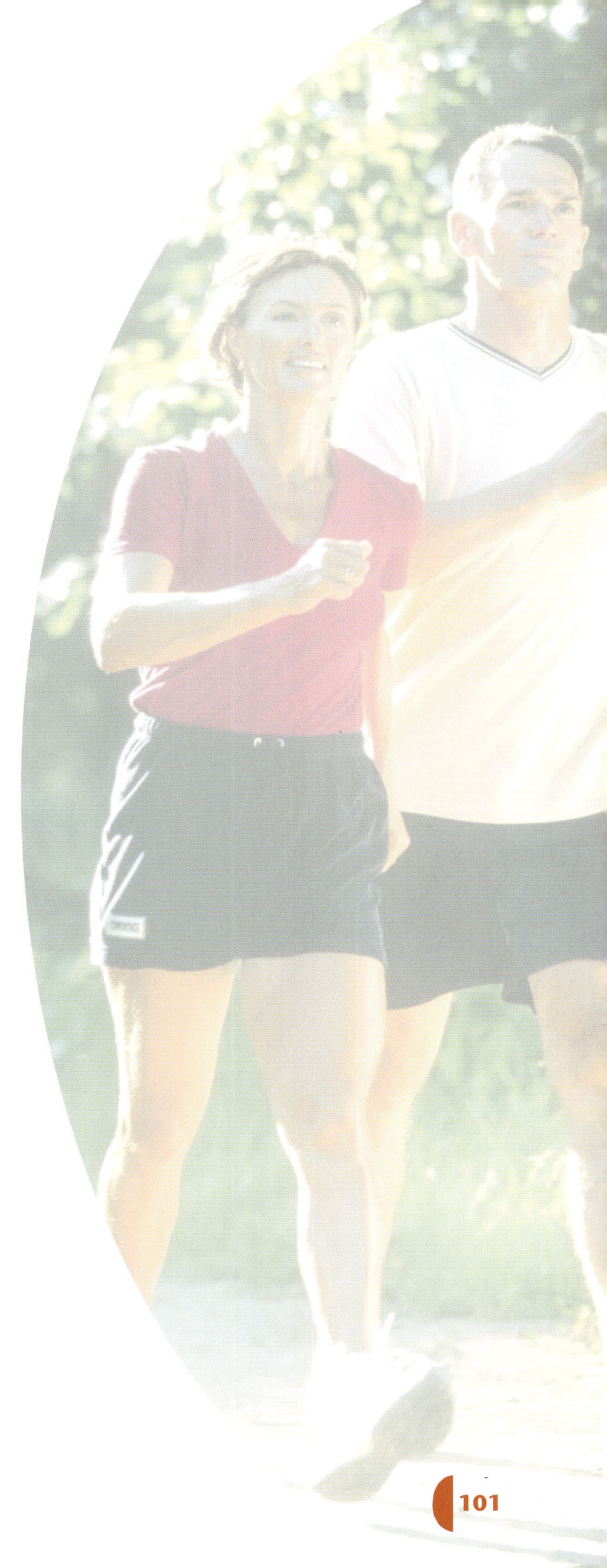

I 18: Möglichkeiten zur Fortführung von Bewegungsaktivitäten

In der letzten Kurseinheit werden gemeinsam mit den Teilnehmern Möglichkeiten zur Fortführung von gesundheitsorientierten Bewegungsaktivitäten erarbeitet. Dabei soll jeder Teilnehmer ein Blatt (vgl. Anhang, S. 124) erhalten und darin eintragen, wo er – möglichst unmittelbar im Anschluss an das Kursprogramm – weiterhin sportlich aktiv sein möchte. Diese Angaben sollten so konkret wie möglich sein und sich auf folgende Aspekte beziehen:

- **Name des Vereins**
- **Titel des Angebots bzw. Name der Gruppe**
- **Name des Kursleiters**
- **Ort und Zeit des Angebots**

I 19: Literatur
(siehe S. 125)

I 20: Wichtige Adressen
(siehe S. 126)

Literatur

Abele, A., Brehm, W. & Pahmeier, I. (1997). Sportliche Aktivität als gesundheitsbezogenes Handeln: Auswirkungen, Voraussetzungen und Förderungsmöglichkeiten. In R. Schwarzer (Hrsg.), *Gesundheitspsychologie* (2. Aufl., S. 115-149). Göttingen: Hogrefe.

Berg, A. (1998). Grundlagen von gesundheitsorientierter physischer Belastung und körperlicher Adaptation. In K. Bös & W. Brehm (Hrsg.), *Gesundheitssport: Ein Handbuch* (S. 137-146). Schorndorf: Hofmann.

Bernstein, D. & Borkovec, T. (2000). *Entspannungs-Training: Handbuch der progressiven Muskelentspannung nach Jacobson.* Stuttgart: Enke.

Bös, K. (2000a): *Handbuch für Walking.* Aachen: Meyer & Meyer Verlag.

Bös, K. (2000b): Walking in der stationären Rehabilitation. *Zeitschrift für Gesundheitssport und Sporttherapie,* 4, 134-139.

Bös, K. (Autor) (2002): *Walking-Broschüre des DLV.* Darmstadt.

Bös, K. & Brehm, W. (Hrsg.) (1998). *Gesundheitssport: Ein Handbuch.* Schorndorf: Hofmann.

Bös, K. & Brehm, W. (1999). Gesundheitssport – Abgrenzungen und Ziele. *dvs-Informationen,* 14 (2), 9-18.

Bös, K. & Saam, J. (2001). *Tipps für Walking* (4. völlig überarbeitete Auflage). Aachen: Meyer & Meyer Verlag.

Bös, K. & Schott, N. (1997): Belastungsparameter beim Walking. *Deutsche Zeitschrift für Sportmedizin,* 48, (4), 145-154.

Bouchard, C., Shephard, R. J., Stephens, T., Sutton, J. R. & Mc Pherson, B. D. (Eds.) (1990). *Exercise, fitness, and health.* Champaign Il.: Human Kinetics.

Bouchard, C., Shephard, R. J. & Stephens, T. (1994). *Physical activity, fitness, and health. International proceedings and consensus statement.* Champaign Il.: Human Kinetics.

Brehm, W. (1998a). Qualitäten und deren Sicherung im Gesundheitssport. In A. Rütten (Hrsg.), *Public health und Sport* (S. 181-202). Stuttgart: Naglschmid.

Brehm, W. (1998b). Sportliche Aktivität und psychische Gesundheit. In K. Bös & W. Brehm (Hrsg.), *Gesundheitssport: Ein Handbuch* (S. 33-43). Schorndorf: Hofmann.

Brehm, W. (1998c). Stimmung und Stimmungsmanagement. In K. Bös & W. Brehm (Hrsg.), *Gesundheitssport: Ein Handbuch* (S. 201-211). Schorndorf: Hofmann.

Brehm, W., Bös, K., Opper, E. & Saam, J. (2002). *Gesundheitssportprogramme in Deutschland: Analysen und Hilfen zum Qualitätsmanagement für Sportverbände, Sportvereine und andere Anbieter von Gesundheitssport.* Schorndorf: Hoffmann.

Brehm, W., Pahmeier, I., Tiemann, M., Ungerer-Röhrich, U., Wagner, P. & Bös, K. (2002). *Psychosoziale Ressourcen: Stärkung von psychosozialen Ressourcen im Gesundheitssport.* Frankfurt/M.: Deutscher Turner-Bund.

Brehm, W., Sygusch, R., Hahn, U., Mehnert, G. & Schönung, A. (2001). *Qualitäten von Gesundheitssport unter den Voraussetzungen eines bewegungsarmen Lebenstils*. Bayreuth: Institut für Sportwissenschaft.

DSB (Deutscher Sportbund) (Hrsg.) (1995). *Gesundheitspolitische Konzeption des Deutschen Sportbundes. Beschlossen vom Hauptausschuss des DSB am 2.12.1995 in Bonn* (Red. S. Wedekind). Frankfurt/M.: DSB.

DSB (Deutscher Sportbund) (1998). *Mitglieder-Rundschreiben*. Nr. 1/98, 8-11.

DSB (Deutscher Sportbund) (2000). *Qualitätssiegel „Sport pro Gesundheit"*. Frankfurt/M.: DSB.

DTB (Deutscher Turner-Bund) (Hrsg.) (1996). Gesundheitsförderung und *Gesundheitssport im DTB*. Frankfurt/M.: DTB.

Hollmann, W. & Hettinger, Th. (1990). *Sportmedizin: Arbeits- und Trainingsgrundlagen* (3. Aufl.). Stuttgart: Schattauer.

Knoll, M. (1997). *Sporttreiben und Gesundheit: Eine kritische Analyse vorliegender Befunde*. Schorndorf: Hofmann.

Morgan, W. P. (1987). *Exercise and mental health*. Washington: Hemishere Publication.

Mommert-Jauch, P. (2000). *Körperwahrnehmung und Schmerzbewältigung*. Heidelberg, Berlin: Springer Verlag.

Niesten-Dietrich, U. (1992). *Physische Aktivität und koronare Herzkrankheit: Was ist gesichert?* Münster: MBO.

Oja, P. (1995). Descriptive epidemiology of health-related physical activity and fitness. *Research Quarterly for Exercise and Sport, 66*, 303-312.

Paffenbarger, R. S., Hyde, R. T., Wing, A. L., Lee, I. M., Jung, D. L. & Kampert, J. B. (1993). The association of changes in physical-activity level and other lifestyle characteristics with mortality among men. *N. Engl. J. Med., 328*, 538-545.

Pahmeier, I. (1998). Barrieren vor und Bindung an gesundheitssportliche Aktivität. In K. Bös & W. Brehm (Hrsg.), *Gesundheitssport: Ein Handbuch* (S. 124-134). Schorndorf: Hofmann.

Pate, R. R., Pratt, M., Blair, S. N., Haskell, W. L., Macera, C. A., Bouchard, C., Buchner, D., Ettinger, W., Heath, G. W., King, A. C., Kriska, A., Leon, A. S., Marcus, B. H., Morris, J., Paffenbarger, R. S., Patrick, K., Pollock, M. L., Rippe, J. M., Sallis, J. & Wilmore, J. H. (1995). Physical activity and public health. *JAMA, 273*, 402-407.

Schlicht, W. (1995). Wohlbefinden und Gesundheit durch Sport. Schorndorf: Hofmann.

Tiemann, M. (1998). Handlungswissen und Effektwissen. In K. Bös & W. Brehm (Hrsg.), *Gesundheitssport: Ein Handbuch* (S. 231-239). Schorndorf: Hofmann.

WHO (World Health Organization) (1986). *Ottawa Charta for health promotion*. Ottawa: WHO.

Testkarte Walking-Test und persönlicher Trainingsplan

Testkarte zum Walking-Test

Gesundheitsfragen – unbedingt vor dem WALKING-Test beantworten!

Sind Sie herzkrank oder haben Sie einen hohen Blutdruck?	Ja ( )	Nein ( )
Haben Sie Gelenkschmerzen oder Arthrose?	Ja ( )	Nein ( )
Waren Sie in den letzten sechs Monaten ernstlich krank?	Ja ( )	Nein ( )
Sind Sie zur Zeit krank oder fühlen Sie sich unwohl?	Ja ( )	Nein ( )
Nehmen Sie herzfrequenzsenkende Medikamente, z.B. Beta-Blocker?	Ja ( )	Nein ( )

Wenn Sie eine Frage mit „Ja" beantworten, sollten Sie vor dem Test einen Arzt konsultieren.

Zu Ihrer sportlichen Aktivität:

Treiben Sie Sport?   Ja ( )   Nein ( )   Welche Sportarten? Walking ( ) Andere:_____

Wie intensiv ist Ihre sportliche Aktivität dabei in der Regel?

- Locker und leicht (ohne Schwitzen o. Kurzatmigkeit)   ( )
- Flott und zügig (etwas Schwitzen u. Kurzatmigkeit)   ( )
- Hart und angestrengt (deutliches Schwitzen u. Kurzatmigkeit)   ( )

Wie lange dauert Ihre Aktivität in der Regel?   bis 20 Min ( ) 20-40 Min ( ) über 40 Min ( )

Wie oft sind Sie pro Woche aktiv? bis 1-mal ( ) 1-2-mal ( ) 2-3-mal ( ) 3-7-mal ( )

Ihre Ziele beim Walking:

Wollen Sie mit Walking Ihre Leistungsfähigkeit   verbessern   ( )   oder erhalten? ( )

Wie führen Sie Ihr Walking-Training am liebsten durch mit Partner   ( )   allein?   ( )

Wünschen Sie ein 12-Wochen-Trainingsprogramm   für Einsteiger? ( )
oder Trainingstipps für regelmäßiges Walking?   ( )

Pulskontrolle für das Walking

Pulskontrollkarte

Meine optimale Trainingspulsfrequenz: _____ / _____ (Puls/min)

zu Kursbeginn   am Kursende

Kurseinheit	Datum	Puls/min (10 s x 6)		
		Vor der Belastung	Nach der Belastung	2 min nach der Belastung
1		x 6 =	x 6 =	x 6 =
2		x 6 =	x 6 =	x 6 =
3		x 6 =	x 6 =	x 6 =
4		x 6 =	x 6 =	x 6 =
5		x 6 =	x 6 =	x 6 =
6		x 6 =	x 6 =	x 6 =
7		x 6 =	x 6 =	x 6 =
8		x 6 =	x 6 =	x 6 =
9		x 6 =	x 6 =	x 6 =
10		x 6 =	x 6 =	x 6 =
11		x 6 =	x 6 =	x 6 =
12		x 6 =	x 6 =	x 6 =

Der Walking-Kurs ist für 12 Übungseinheiten geplant, wobei 1 x pro Woche gewalkt wird.

Unter Gesundheits- und Trainingsgesichtspunkten ist es noch besser, später 2-3 x pro Woche zu walken und zusätzlich alle Bewegungschancen im Alltag zu nutzen, z. B. alle Treppen zu gehen.

Der Walking-Kurs verfolgt physische, psychologische und soziale Ziele.

Wichtige Kursziele des 12-Wochen-Programms Walking:

1. 60 Minuten dauerhaft walken zu können.
2. Die Ausdauerleistungsfähigkeit zu verbessern.
3. Einen funktionellen Gang zu erlernen.
4. Handlungskompetent in Sachen Walking, funktioneller gymnastischer Basisübungen und Entspannungstechniken zu werden.
5. Ein Ganzkörpertrainingsprogramm zu erlernen.
6. Mit Freude walken zu können.

Die einzelnen Kurseinheiten folgen einem festgelegten, typischen Ablauf. Jede Übungseinheit ist in sieben Sequenzen gegliedert.

Die sieben Sequenzen des Programms und der einzelnen Kurseinheiten:

1. Einstieg
2. Einstimmung/Erwärmung
3. Ausdauer/Walking
4. Kraft/Dehnfähigkeit
5. Entspannung
6. Erfahrungsaustausch/Gespräch
7. Information

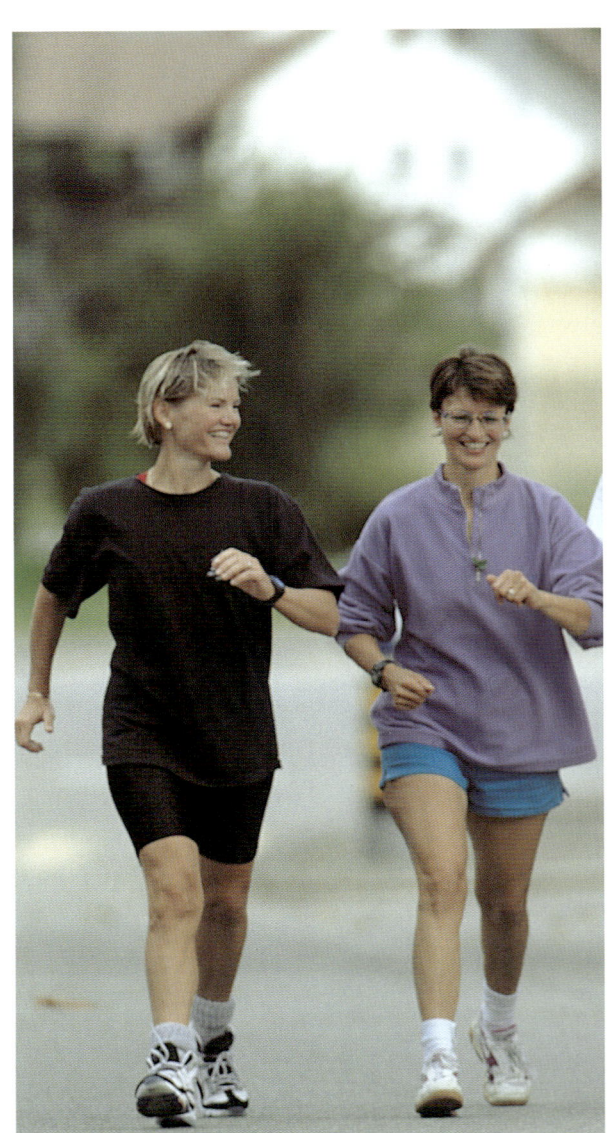

Information 2
Walking-Ausrüstung

1. Der richtige Walking-Schuh

Der richtige Walking-Schuh zeichnet sich dadurch aus, dass er

- stabilisiert und führt,
- den Aufprall dämpft und
- die Rutschgefahr minimiert.

Er ist aus Vollleder und besitzt ein auf die Walking-Belastung abgestimmtes Dämpfungssystem. Selbstverständlich eignen sich speziell für den Einsteiger auch Joggingschuhe. Empfehlenswert ist, sich im Fachhandel beraten zu lassen und möglichst eine individuelle Fußpassformanalyse machen zu lassen. Ein Fußabdruck auf der speziellen Messplatte eines Schuhorthopädie-Fachhändlers zeigt, ob Normal-, Senk-, Hohl- oder Spreizfüße vorliegen. Daraufhin muss der Walking-Schuh gegebenenfalls angepasst werden.

Es gibt spezielle Walking-Schuhe von verschiedenen Anbietern zwischen € 80,- und 100,-.

2. Die richtige Walking-Bekleidung

Walkt man regelmäßig, sollte man sich Kleidung aus atmungsaktivem Material (z. B. Drylite®, Collmax® oder andere hochwertige Synthetikfasern) zulegen. Vor allem ein atmungsaktives Unterhemd ist zu jeder Jahreszeit zu empfehlen. Auch bei der Regenjacke ist darauf zu achten, dass sie nicht nur Wasser abweisend, sondern nach Möglichkeit atmungsaktiv ist. Da die meiste Körperwärme über den Kopf abgegeben wird, sollte bei Minusgraden ein Stirnband oder eine Mütze getragen werden.

Grundsätzlich empfiehlt sich die Schichtung der lockeren Kleidung nach dem altbewährten „Zwiebelprinzip", da man, je nach Anstrengung und Schwitzen, nach und nach Kleidungsstücke ausziehen und umbinden kann. So kommt es nicht zum Hitzestau und Erkältungen werden dadurch vermieden, dass man sich, je nach Bedarf, auch wieder wärmer anziehen kann.

3. Herzfrequenzmessgeräte

Die Herzfrequenzmessgeräte von POLAR sind trotz konkurrierender Angebote immer noch die qualitativ Besten auf dem Markt. Sie sind EKG-genau, wasserdicht und weniger störungsanfällig. Sie haben eine Garantiezeit von zwei Jahren und werden in dieser Zeit bei Mängeln gegen neue Geräte ausgetauscht. Auch nach der Garantiezeit ist der Service der POLAR Electro GmbH schnell und zuverlässig.

Information 3
Basis-Walk-Technik

Walking ist ganz einfach. Es setzt an der Alltagsbewegung des Gehens an. Sie müssen nur auf wenige Punkte achten, damit Sie loswalken können.

Schon Erich Kästner sagte: „Es gibt nichts Gutes, außer, man tut es". Dies gilt mit Sicherheit auch für das Walking.

Die 10 Punkte der Walking-Technik

1. Gemäßigtes Tempo zu Beginn.

2. Fersen bei leicht gebeugten Knien flächig aufsetzen.

3. Füße über die ganze Fußsohle abrollen.

4. Fußspitzen in Gehrichtung aufsetzen.

5. Arme anwinkeln und seitlich neben dem Körper mitschwingen.

6. Arme gegengleich schwingen.

7. Bewusst ein- und ausatmen.

8. Ca. 4-5 m nach vorne schauen.

9. Schultern locker hängen lassen.

10. Brustkorb anheben.

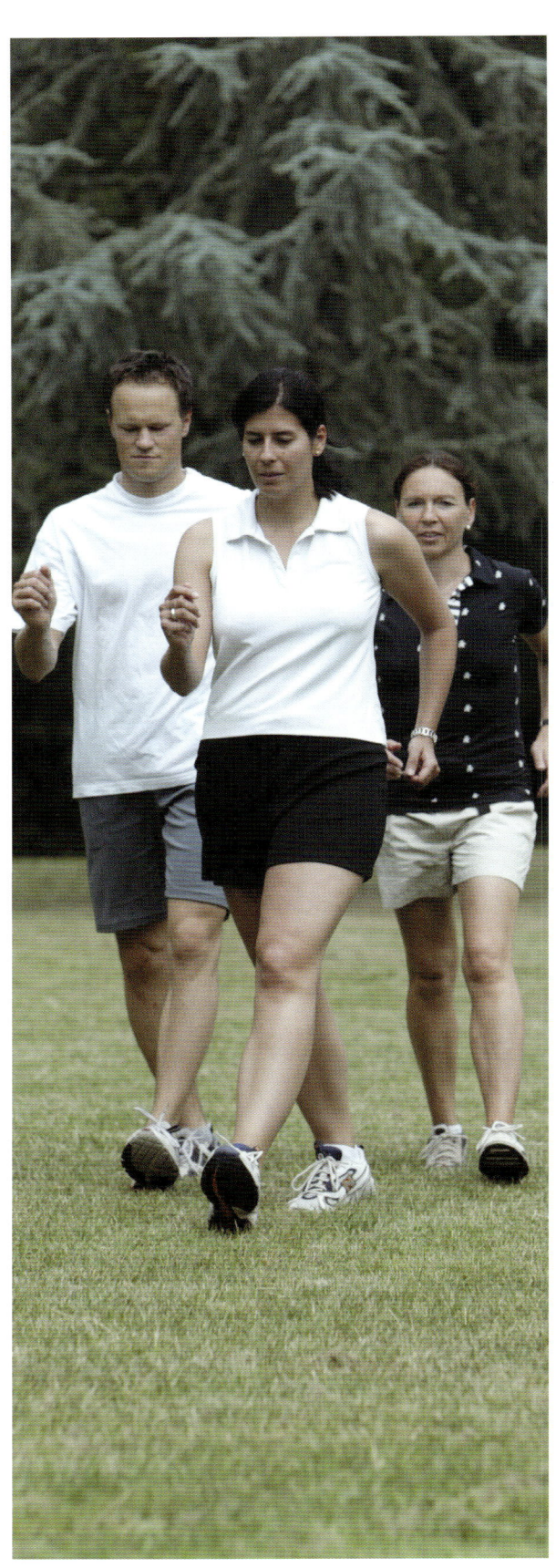

Es gibt verschiedene Regeln, wie Sie die richtige Belastung kontrollieren können. Sehr einfach und dennoch aussagekräftig ist die Herzfrequenz.

Die Herzfrequenz können Sie manuell am Handgelenk oder an der Halsschlagader messen, dies klappt aber meist nur gut in Ruhe, wenn das Herz nicht so schnell schlägt. Wesentlich besser ist die elektronische Messung mittels EKG-genauen Herzfrequenzmessgeräten.

Die einfachste Faustregel für den Trainingspuls lautet 180 – Lebensalter, also z. B. 130 Schläge für 50-Jährige.

In der nachstehenden Tabelle sind, basierend auf einer etwas präziseren Formel in Abhängigkeit von Lebensalter und Trainingszustand, Belastungspulswerte aufgelistet.

Wer es noch genauer wissen möchte, kann zur Belastungssteuerung die so genannte Karvonen-Formel heranziehen, die auch den Ruhepuls berücksichtigt.

Eine aufwändige Form der Trainingssteuerung stellt die Messung von Laktatwerten dar.

Belastungspulsfrequenz
(Orientierungswerte für das Walking nach Bös, 2001, S. 41 ff.)

Lebensalter	Maximalpuls (HF$_{max}$) 220 - Lebensalter	Trainingspuls für Einsteiger 60-70 % von HF$_{max}$	Trainingspuls für Fortgeschrittene 70-80 % von HF$_{max}$
20	200	120-140	140-160
25	195	117-137	137-156
30	190	114-133	133-152
35	185	111-130	130-148
40	180	108-126	126-144
45	175	105-123	123-140
50	170	102-119	119-136
55	165	99-116	116-132
60	160	96-112	112-128
65	155	93-109	109-124
70	150	90-105	105-120

Information 5
Walking-Test

Mit dem Walking-Test können Sie Ihr allgemeines Fitnessniveau bestimmen, sich einem vorgegebenen Walking-Programm zuordnen oder Ihr eigenes Walking-Training planen. Die Dokumentation der Testdaten lässt Aussagen zum individuellen Leistungsverlauf zu.

Klären Sie erst gesundheitliche Risiken ab, bevor Sie den Walking-Test beginnen.

Beim Walking-Test müssen Sie 2 km so schnell wie möglich in der Walking-Technik zurücklegen.

Die Durchschnittszeiten für 40-jährige Männer liegen zwischen 14:45 und 16:15 min:s; für 40-jährige Frauen zwischen 16:15 und 17:45 min:s.

Sie haben zwei Möglichkeiten: Sie können den Test selbst auswerten oder Sie können die Testkarte an das Deutsche Walking-Institut schicken und gegen eine Schutzgebühr per Computer auswerten lassen.

Die Informationen dazu finden Sie auf der Testkarte (siehe Anhang, S. 104).

In der Tabelle sind die Durchschnittszeiten für Männer und Frauen im **2-km-Walking-Test** aufgelistet.

Alter	Walking-Zeit (Männer) Durchschnitt min:s	Walking-Zeit (Frauen) Durchschnitt min:s
20	13:45-15:15	15:45-17:15
25	14:00-15:30	15:52-17:22
30	14:15-15:45	16:00-17:30
35	14:30-16:00	16:07-17:37
40	14:45-16:15	16:15-17:45
45	15:00-16:30	16:22-17:52
50	15:15-16:45	16:30-18:00
55	15:30-17:00	16:37-18:07
60	15:45-17:15	16:45-18:15
65	16:15-17:45	17:00-18:30
70	16:45-18:15	17:15-18:45

Testauswertung per PC oder Bezug der Software.
Infos unter **www.walking.de** oder **info@walking.de**

Information 6
Belastungsdosierung

Bei körperlich-sportlichen Belastungen ist es immer wichtig, dass man sich wohl fühlt. D. h., die Belastung muss richtig dosiert sein. Bei zu geringer Anstrengung stellen sich ebenso wenig positive Effekte ein wie bei Überanstrengung.

Ein gutes Maß, um den subjektiven Grad der Anstrengung zu beschreiben, ist die so genannte Borg-Skala.

Die Borg-Skala reicht von 6-20, in Worten ausgedrückt, von „überhaupt keiner Anstrengung" bis zur „größtmöglichen Anstrengung".

Das Walking-Training sollte Sie so belasten, dass Sie es individuell als „leicht" bis „etwas schwer" empfinden (vgl. die nachfolgende Messlatte der Anstrengung).

Idee der Skala ist es, dass die Skalenwerte, multipliziert mit 10 in etwa der empfohlenen Herzfrequenz entsprechen.

Der optimale Trainingsbereich liegt bei 11-14. Dies entspricht in etwa einem Pulsbereich von 110-140 Schlägen pro Minute.

Messlatte der Anstrengung (Borg-Skala)

Skalenwert	Anstrengungsgrad	
6	Überhaupt keine Anstrengung	
7	Extrem leicht	
8		
9	Sehr leicht	
10		
11	Leicht	
12		**Optimaler**
13	Etwas schwer	**Trainingsbereich**
14		
15	Schwer	
16		
17	Sehr schwer	
18		
19	Extrem schwer	
20	Größtmögliche Anstrengung	

Information 7
Sportliche Aktivität und Wohlbefinden

Wie kann beim Training das psychische Wohlbefinden verbessert werden? Was ist besonders zu beachten?

Fünf Tipps

1. Trainieren Sie immer so, dass Ihre wahrgenommene Anstrengung im Bereich „leicht" bis „etwas schwer" auf der „Messlatte der Anstrengung" (Borg-Skala) liegt. Sie sollten sich also beim Training zwar angestrengt und gefordert aber keinesfalls überfordert oder erschöpft fühlen.

2. Orientieren Sie sich nicht an den Leistungen anderer. Entwickeln Sie ein Gefühl für Ihre eigene Leistungsfähigkeit hinsichtlich Ausdauer, Kraft und Dehnfähigkeit – sowie deren Veränderung.

3. Achten Sie auf die guten Gefühle, die sich bei und nach dem Training einstellen. Bewahren Sie diese möglichst lange nach dem Sporttreiben.

4. Trainieren Sie nicht einseitig. Verbinden Sie vielmehr Ausdaueraktivitäten mit Übungen zur Verbesserung der Kraft, Dehnfähigkeit und Entspannungsfähigkeit.

5. Treiben Sie regelmäßig Sport – mindestens 1 x, besser noch 2-3 x in der Woche.

Was kann sportliches Training bewirken?

Finden die fünf genannten Tipps Beachtung, so verbessert sportliches Training das seelische Befinden in zweifacher Hinsicht.

1. *Steigerung des aktuellen Wohlbefindens.*

2. *Verbesserung der psychischen Stabilität.*

Insgesamt trägt sportliches Training zur Verbesserung der aktuellen Stimmung und zum kurzfristigen Abbau von wahrgenommenen Alltagsbelastungen bei.

Überdies führt regelmäßige sportliche Aktivität längerfristig zu einer psychischen Stabilisierung und einer verbesserten Stresstoleranz.

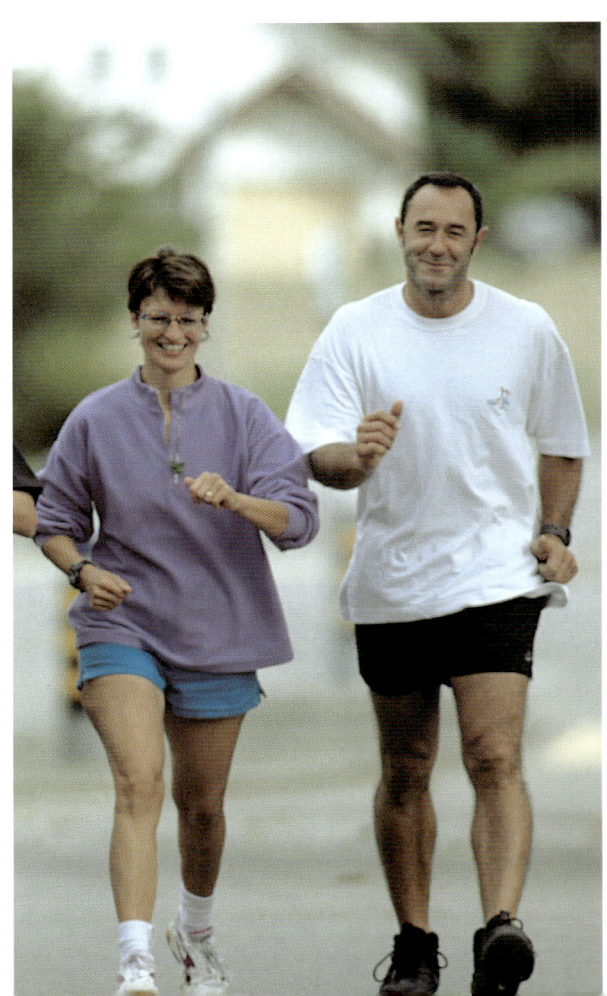

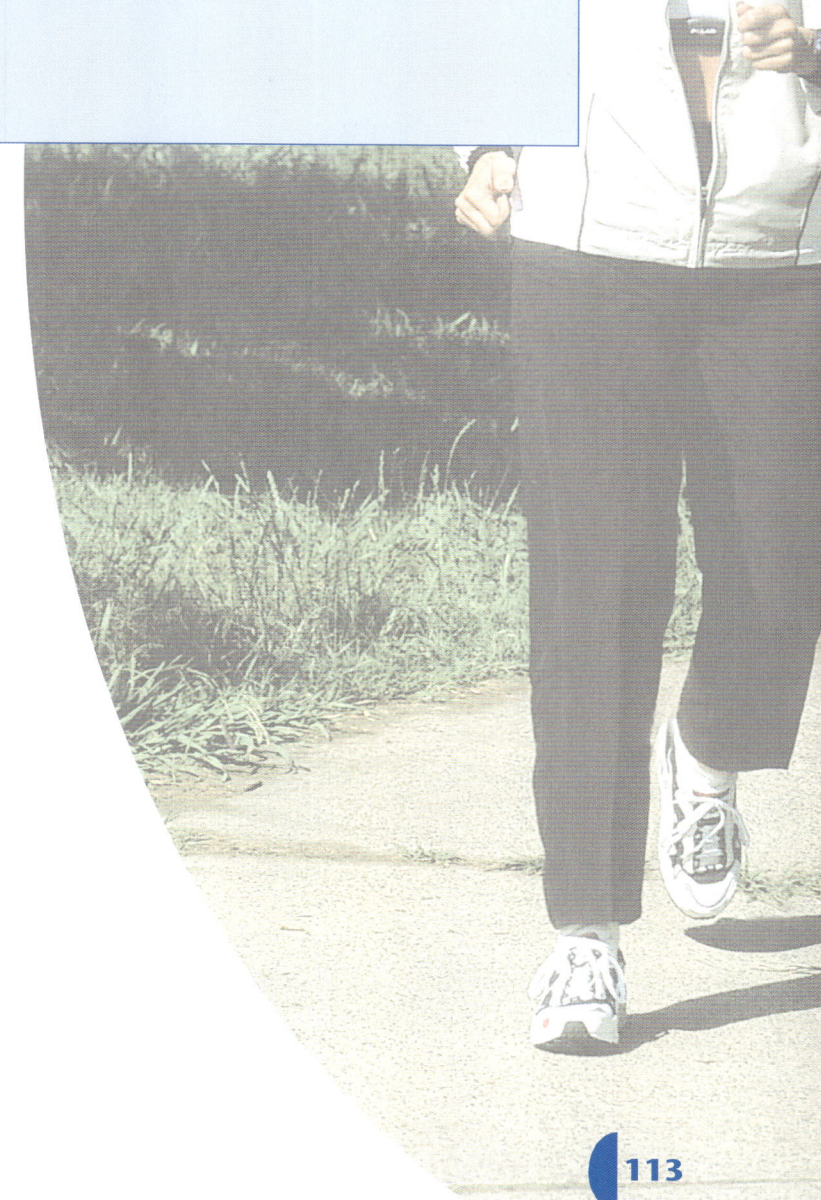

Fragen für mich

- Wie setzt mein Fuß am Boden auf?
  - Ferse?
  - Mittelfuß?
  - Ballen?
  -

- Wie rollt der Fuß ab?
  - Ganz gerade über das Längsgewölbe?
  - Über die Außenkante?
  - Über die Innenkante?
  -

- Rollen beide Füße gleich ab?

Die funktionell richtige Abrollbewegung

Sie beginnt mit einem mittigen und flächigen (nicht zu steilen!) Aufsetzen der Ferse, wird fortgesetzt mit dem Abrollen tendenziell über die Außenkante des Fußes und endet mit dem Abdruck auf dem Großzehenballen.

Das Gehen/Walken/Joggen über die Innenkante des Fußes kann Schäden am Kniegelenk, Hüftgelenk, Iliosakralgelenk sowie im LWS-Bereich verursachen.

Wer die Wahrnehmung hat, über die Innenkante abzurollen, dem können, nach vorheriger Diagnosestellung vom Arzt, Einlagen empfohlen werden. Diese sollten an das individuelle Fußgewölbe angepasst sein.

Information 9
Gehschule II (Knieverhalten und Rhythmus)

Fragen für mich

- Sind meine Knie **immer** leicht gebeugt beim Walken/Laufen oder gibt es im Verlauf der Bewegung eine Streckphase?

- Wenn ja, liegt diese zum Zeitpunkt des Verlassens des Bodens oder zum Zeitpunkt des Aufsetzens?

Was muss ich tun, um leise zu gehen/zu laufen, ohne das Abrollverhalten oder die Geschwindigkeit zu verändern?

Das Knie darf vorne beim Aufsetzen des Fußes nie gestreckt sein.

Begründung:

- Stauchung, die sich negativ auf Knie- und Hüftgelenke auswirkt und sich bis in den Rücken fortsetzt.

- Häufige Ausgleichbewegung: Das Becken wird vertikal verschoben, d. h., die linke bzw. rechte Beckenseite kippt nach unten ab. Es kommt zu Überbelastungen der Wirbelsäule.

- Das wiederholt starke Hochziehen des Fußes Richtung Knie bei der Streckung des Knies vorne kann zur Knochenhautentzündung im Schienbein führen.

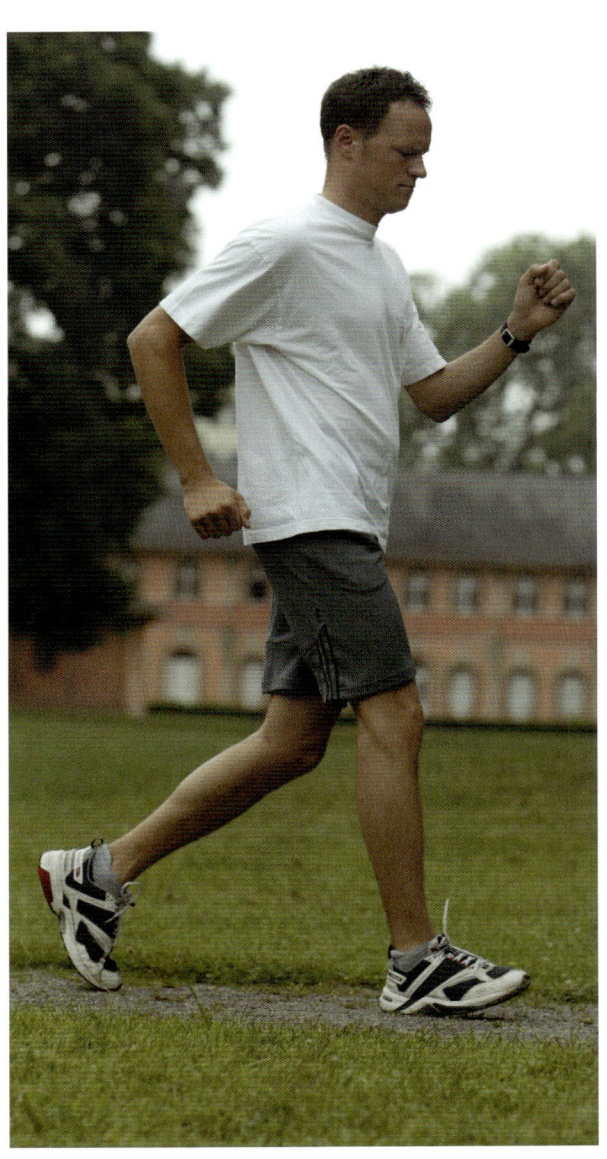

Personen mit abgeschwächter Oberschenkelmuskulatur und auch Personen, die zu lange Schritte machen, neigen dazu, mit gestrecktem Bein aufzusetzen.
Um diesen Fehler zu korrigieren, sollte man immer mal wieder versuchen, leiser zu gehen, ohne dabei das Abrollverhalten des Fußes oder die Geschwindigkeit zu verändern.

Information 10

Gehschule III (Oberkörper, Armführung und Kopfhaltung)

Fragen für mich

- Wie ist die Haltung meines Oberkörpers? Leicht nach vorne/hinten geneigt oder ganz aufrecht?

- Habe ich das Gefühl, meine Schultern locker halten zu können?

- Was muss ich dazu ändern? Armhaltung? Oberkörperhaltung? Blick?

- Wohin schaue ich, wenn ich laufe? 3, 5 oder 10 m vor mich?

- Ändert sich durch den Wechsel der Blickrichtung etwas an meiner Oberkörperhaltung? Was?

- Ändert sich durch das Bewusstmachen der Schultern und der Blickrichtung etwas am Atem?

- Was ist mir bei dieser Übung am meisten bewusst geworden?

- Die **Haltung des Oberkörpers** sollte nur ganz leicht nach vorne geneigt oder aufrecht sein.

- Die Schultern werden vor allem dann nicht mehr locker gehalten, wenn die Arme zu stark angewinkelt ($< 90°$) sind oder gar ein Gewicht in den Händen gehalten werden muss oder der Blick nach unten (3 m vor mich) fällt.

- Das Bewusstmachen der Schultern, des Oberkörpers und der Blickrichtung leitet eine vertiefte Atmung ein.

Kräftigung der Bauch-, Rumpf- und Schulter-Arm-Muskulatur

Die folgende Übung aktiviert neben der Bauchmuskulatur auch die Rumpf- und Rücken- sowie die Schulter-Arm-Muskulatur.

Die Basisübung

Sie stehen hüftbreit mit leicht gebeugten Knien. Die Hände sind in Brusthöhe ineinander verschränkt und die Schultern aktiv nach unten gezogen.

1. Spreizen Sie aktiv die Zehen (auch im Schuh!).

2. Saugen Sie sich mit den Füßen am Boden an, indem Sie eine kleine Höhle unter das Fußgewölbe ziehen.

3. Ziehen Sie die Füße auseinander („Tuch spannen").

4. Ziehen Sie die Hände aktiv auseinander.

Jetzt stehen Sie im so genannten „kurzen Fuß", einer wichtigen Stabilisationshilfe für die weiteren Übungen!

„Das Sieb schütteln":

5. Stehen Sie wieder im „kurzen Fuß" und bewegen Sie jetzt die Oberarme, immer schneller werdend, nach links und rechts, als wenn Sie Mehl oder Sand sieben wollten. Versuchen Sie, das Becken so weit wie möglich in seiner Position zu halten.

6. Atmen Sie ruhig ein und aus!

Wiederholen Sie das Sieben 2-3 x, mit einer Anspannungszeit von jeweils ca. 10-15 Sekunden.

Kräftigung der Rückenmuskulatur

Aus der zuletzt genannten Basisübung („Sieb schütteln"), die gleichzeitig eine ideale Übung für die autochthone (tief liegende) Rückenmuskulatur darstellt, kann folgende Variante entwickelt werden:

- Im „kurzen Fuß": Im Stand, Knie leicht gebeugt, die Arme nach oben strecken – so, als würde man einen Stab über dem Kopf halten. Die Arme aus dieser Position langsam unter bewusster Muskelspannung nach außen („den Stab verlängern") und unten auf den Scheitel herunterziehen. Die Anspannung wird dadurch forciert, dass Sie sich vorstellen, die Zugbewegung gegen einen schweren Widerstand auszuführen. Es ist sinnvoll, auch die anschließende Streckung der Arme gegen einen imaginären Widerstand durchzuführen, aber darauf zu achten, dass die Schulterblätter gleichzeitig nach unten Richtung Boden gezogen werden.

INFORMATIONSBLÄTTER

Wenn man sich mit dem komplexen Thema „Haltung" beschäftigt, begeht man häufig den Fehler, Haltungsschwächen bzw. -defizite oder/und auch Schmerzen auf einzelne wenige Strukturen zurückzuführen, wie beispielsweise auf eine zu schwache Bauchmuskulatur oder einen verkürzten Hüftlendenmuskel. Um Erfolge im Sinne einer Haltungsökonomisierung, sprich Haltungsverbesserung oder auch Schmerzreduktion, zu erzielen, muss man sich der Ausgewogenheit im Zusammenspiel aller Strukturen, wie Muskeln, Sehnen, Bänder und Kapseln, bewusst werden, da ansonsten mit so genannten *interstrukturellen Dysharmonien*, d. h. Unausgewogenheiten im Zusammenspiel dieser Strukturen, zu rechnen ist.

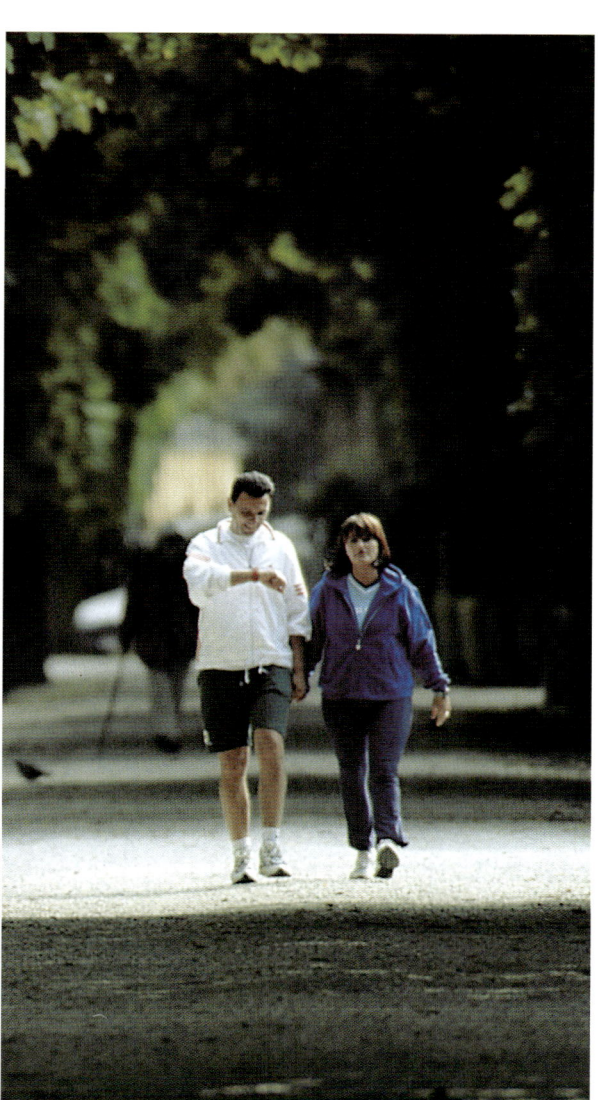

Die Fähigkeit, den eigenen Körper im Gleichgewicht halten zu können und damit Haltung und Bewegung zu ökonomisieren und Gelenke funktionell zu belasten, gelingt nur, wenn folgender Schaltkreis – die Propriozeption – optimal funktioniert:

1. **Die über die jeweiligen Wahrnehmungsorgane – die Rezeptoren – aufgenommenen Reize werden über Nervenbahnen dem Zentralnervensystem zugeleitet.**

Die Propriozeptoren, die diese Eigenwahrnehmung vermitteln, sitzen in den Sehnen, Muskeln und Gelenken und sind Bestandteil unserer Tiefensensibilität. Sie sagen uns z. B., wie viel Kraft eingesetzt wird, zu welcher räumlichen Veränderung es kommt und wie bewegt wird. Was die Wahrnehmung und damit auch die Koordination und Haltung beeinflusst, ist die Übermittlung der Reize. Sie funktioniert nämlich nur dann entsprechend schnell und genau, wenn die Kontaktstellen der Zellen untereinander (die Synapsen) auch im Training sind, d. h., wenn sie ständig benutzt werden.

2. **Die anschließende Verarbeitung erfolgt im zentralen Nervensystem (Rückenmark und Gehirn), das die eingehenden Informationen sammelt, verarbeitet, bewertet und eine Antwort bzw. einen Befehl vorbereiten muss.**

3. **An die Informationen, die von den Wahrnehmungsorganen zum Nervensystem weitergeleitet werden, sind also anschließend ganz bestimmte neuromuskuläre Reaktionen gekoppelt, d. h., die Muskulatur wird entsprechend am Endorgan aktiviert.**

Die Regulation mittels solcher propriozeptiven Schaltkreise ist einerseits notwendig, um von außen auftretende Störungen (z. B. Stolpern, aus dem Gleichgewicht kommen, bergauf, bergab gehen usw.) schnellstmöglich zu kompensieren und andererseits das inter- und intramuskuläre Zusammenspiel der Muskulatur am Gelenk zu optimieren.

Propriozeption liegt also vor, wenn durch Wahrnehmungen (Rezeptionen) von außen zentrale Strategien provoziert werden, die

1. **zur Haltungsstabilisation dienen.**

2. **zur Ökonomisierung der Bewegungshandlung bzw. Bewegungskompensation beitragen.**
3. **neuromuskuläre Bahnungen neuer Bewegungs- und Haltungsmuster schaffen.**

Es macht also gerade im Gesundheitsbereich – aus therapeutischen, aber auch aus prophylaktischen Gesichtspunkten – Sinn, die Strategie der Propriozeption zu nutzen – und das vom Kinder- bis in den Seniorenbereich hinein. Da die Propriozeption vor allem bei Gleichgewichtsübungen stark in Anspruch genommen wird, bei denen eine vollkommen bewusste Steuerung von Muskelspannungen zum Balancehalten nicht mehr möglich ist und Informationen weit gehend über das Rückenmark geschaltet werden, wird klar, dass das propriozeptive Training vor allem am Anfang einer Stunde stehen sollte, wo Konzentration und bewusste Wahrnehmung noch in vollem Maße vorhanden sind.

Zu solchen propriozeptiven Reizen gehört das Rückwärtsgehen, welches aber auch aus Gesichtspunkten der Gangschulung heraus besonders zu betonen ist. Das Walken auf unebenem Gelände trägt ebenso zu einem ökonomischeren Muskelzusammenspiel und einem besseren Gangmuster bei.

Folgende Übungen sind zu empfehlen:

- Stehen auf beiden Füßen mit geschlossenen Augen.

- Stehen auf einem Fuß.

- Stehen auf einem Fuß und Schwingen des anderen Beins.

- Stehen auf einem Fuß mit geschlossenen Augen.

- Stehen auf einem Fuß und Schwingen des anderen Beins mit geschlossenen Augen.

- Stehen auf unebenem Boden (beidbeinig, einbeinig, geöffnete, geschlossene Augen).

Alle diese Übungen dienen als Basisübungen zur Förderung des vestibulären Bereichs und der Propriozeption.

Komplexere und noch effektivere Übungen können im Buch „Körperwahrnehmung und Schmerzbewältigung" (Springer Verlag 2000) von Petra Mommert-Jauch nachgelesen werden.

Dehnung der Wadenmuskulatur (zwei-köpfiger Wadenmuskel)

- Stütz an einem Baum o. Ä. in Schritt-stellung; das hintere Bein ist gestreckt, die Ferse bleibt am Boden, die Fußspit-ze zeigt gerade nach vorne.
- Die Hüfte nach vorne in Richtung Baum schieben.
- Wenn keine Dehnung in der Waden-muskulatur spürbar ist, den Fuß des hinteren Beins noch weiter zurück-setzen oder die Zehenspitzen des hin-teren Fußes zum Schienbein hoch-ziehen.

Dehnung der vorderen Oberschenkel-muskulatur

- Standbein leicht gebeugt. Im Stand den Fußrist des zu dehnenden Beins fassen und mit der Hand den Ober-schenkel nach hinten oben anheben und dort in der Endposition fixieren. Der Oberkörper bleibt aufrecht. Gleichzeitig wird die Gesäßmuskulatur fest angespannt. Es wird eine Dehn-spannung in der Oberschenkelvorder-seite spürbar.
- Eine Variante ist, jetzt in der Dehnposi-tion den Fußrist wieder leicht in die Hand zurückzudrücken, damit wird die subjektive Dehnspannung etwas auf-gehoben.

Dehnung der hinteren Oberschenkel-muskulatur

- Einen Fuß mit der Ferse auf eine Erhö-hung stellen und das Kniegelenk vor-sichtig strecken. Bei jetzt auftretenden

Schmerzen im Kniegelenk (nicht zu verwechseln mit der typischen Dehn-spannung) das Kniegelenk wieder minimal einbeugen.
- Das Becken kippen (Tendenz Hohl-kreuz), mit dem Gefühl, das Gesäß nach hinten wegzuschieben und das Hüftgelenk beugen, bis eine Deh-nung in der Oberschenkelrückseite spürbar wird; den Rücken gerade halten.
- Eine Variante ist, in der Dehnposition mit der Ferse leicht auf die Erhöhung zu drücken und gleichzeitig einen leichten Zug nach hinten, Richtung Becken, auszuüben.

Dehnung der Brustmuskulatur

- Im Stand die Handfläche seitlich in Schulterhöhe an einen Baumstamm (oder Wand oder Partnerhand) halten und den entsprechenden Arm ganz ausstrecken („Speerwurfhal-tung").
- Den Rumpf jetzt in die Gegenrichtung so weit aufdrehen, bis die Dehnung im Arm- und Brustbereich spürbar wird.
- *Variation*: Die Griffhöhe (Arm-Rumpf-Winkel kleiner bzw. größer als 90°) ver-ändern; hierdurch erfolgt eine Deh-nung unterschiedlicher Anteile der Brustmuskulatur.
- Eine Variante ist, die Hand zusätzlich leicht in den Baum hineinzudrücken und den Arm „statisch" nach vorne zu ziehen, als wenn der „Speer" abge-worfen werden soll.

Dehnung der hinteren Hals-Nacken-Muskulatur

- Im Stand den Kopf nach vorne neigen, bis eine Dehnung der hinteren Hals-Nacken-Muskulatur spürbar wird. Gleichzeitig werden die beiden Schulterblätter aktiv nach unten Richtung Becken bewegt.
- Die Dehnung kann etwas verstärkt werden, indem die hinter dem Kopf verschränkten Hände leichten Druck auf den Hinterkopf ausüben, ohne dass der Oberkörper mit nach vorne gezogen wird.
- Eine Variante ist, in dieser Dehnstellung mit dem Kopf gleichzeitig leichten Druck in die Hände zu geben, ohne dass sich der Kopf aus der Dehnstellung hinausbewegt.

Dehnung der seitlichen Hals-Nacken-Muskulatur

- Im Stand den Kopf zur Seite neigen und die Dehnposition suchen, in der die meiste Dehnung wahrgenommen wird.
- Der Arm der Gegenseite, ebenso wie die Schulter der zu dehnenden Seite, drückt aktiv Richtung Boden, bis die Dehnung in der seitlichen Halsmuskulatur spürbar wird.
- Eine Variante ist, die zu dehnende Halsmuskulatur zusätzlich zu kontrahieren, indem die Vorstellung umgesetzt wird, dass auf dieser Seite des Halses ein schweres Gewicht lastet, welches nach oben zum Himmel (zur Decke) gedrückt werden soll.

Dehnung der Hüftbeugemuskulatur

- Im Riesenausfallschritt oder, noch besser, mit einem auf einem Baumstumpf oder einer Böschung aufgestellten Bein soll das hintere Bein weit vom vorderen Bein entfernt werden.
- Die Hüfte des hinteren Beins in Richtung Boden drücken, bis eine Dehnung im Hüftbereich spürbar wird.
- Dabei darf die Ferse des hinteren Fußes vom Boden abgehoben sein. Es dürfen keine Kniebeschwerden dabei auftreten.
- Der Oberkörper wird aufgerichtet, wenn nicht sogar leicht nach hinten gelehnt, da erst dann, bedingt durch die Beckenkippung, Ursprung und Ansatz des Hüftbeugers optimal voneinander entfernt liegen. Um die Dehnung zu erhöhen und das Becken zu fixieren, wird jetzt die Gesäßmuskulatur maximal angespannt.
- Eine Variante ist, den Hüftbeuger zusätzlich zu kontrahieren, indem mit dem Fußballen des hinteren Beins leicht Druck in den Boden ausgeübt wird und ein „statischer Zug" nach vorne zum anderen Bein hin stattfindet.

Dehnung der unteren Rückenmuskulatur

- Entweder mit Abstützung an einem Baum, einer Wand oder am Partner wird ein Bein im Knie abgewinkelt, frontal bis auf Hüfthöhe angehoben und mit beiden Händen umfasst.
- Zur Verstärkung der Dehnung wird das Knie aktiv nach vorne in die Hände gedrückt, ohne dass sich der Rücken rundet, sondern im Gegenteil aktiv aufrichtet.

Information 15
Entspannung

Viele der heute vorherrschenden Beschwerden lassen sich neben einem Zuwenig an körperlichen Belastungen häufig auch auf ein Zuviel an psychischen Belastungen zurückführen. Seelische Anspannungen (z. B. durch Termindruck oder Ärger) können sich auf den Körper übertragen und zu schmerzhaften Verspannungen oder sogar zu chronischen Beschwerden führen. Weitere Folgen anhaltender psychischer Überforderung können Nervosität, innere Unruhe, Kopfschmerzen, Magenbeschwerden und Rückenschmerzen sein. Regelmäßig durchgeführte Entspannungsübungen wirken solchen Gesundheitsbeeinträchtigungen entgegen und fördern das individuelle physische und psychische Wohlbefinden.

Positive allgemeine Effekte eines Entspannungstrainings sind:

- Rasche Entspannung
- Abschalten vom Alltag
- Stressreduktion
- Verbesserung des physischen und psychischen Wohlbefindens
- Verringerung von Nervosität, Unruhe, Verspannungen, körperlicher Unausgeglichenheit
- Beschleunigte Regeneration nach physischer und/oder psychischer Belastung
- Verbesserung der Konzentrations- und Leistungsfähigkeit
- Förderung von Ruhe und Gelassenheit
- Distanz gewinnen
- Erhöhte Zufriedenheit
- Abbau von Ängsten und Aufregung
- Alltagshilfe, z. B. bei Prüfungsangst, Unwohlsein
- Lockerung verspannter Muskeln

- Positive Beeinflussung psychosomatischer Beschwerden
- Linderung von Schmerzen (z. B. Kopfschmerzen)
- Entwicklung/Verbesserung des Körpergefühls
- Verbesserung der Lebensqualität

Während der Entspannung bemerkbare körperliche Effekte sind:

- Abnahme der Herzfrequenz
- Abnahme der Atemfrequenz
- Vergrößerte Atemtiefe
- Verringerung der Muskelspannung
- Schwereempfindungen in Armen/Beinen
- Wärmeempfindungen
- Gegebenenfalls Schmerzreduktion
- Erhöhter Speichelfluss

Bei der praktischen Durchführung von Entspannungsübungen ist grundsätzlich zu beachten, dass physische und psychische An- bzw. Entspannung eng zusammenhängen. So bleibt eine physische Entspannung unvollständig, wenn keine psychische Entspannung stattfindet und umgekehrt.

Bewährte Entspannungsformen sind:

- Zentrieren der Aufmerksamkeit (sich auf Musik, Geräusche, Farben, Bilder usw. konzentrieren)
- Massagetechniken, z. B. Igelballmassage
- Entspannungstechniken, z. B. progressive Muskelrelaxation, autogenes Training
- Atemübungen, z. B. Psychohygiene-Atmung

Ein systematisches Ausdauertraining, z. B. in Form des Walkings, bewirkt eine Vielzahl von gesundheitlich wertvollen Anpassungserscheinungen des Herz-Kreislauf-Systems.

Wirkungen auf das Herz:

- Reduktion der Herzschlagfrequenz in Ruhe und bei Belastung (Senkung der Ruhe-, Belastungs- und Erholungspulsfrequenz).
- Vergrößerung des Schlagvolumens, d. h. der Blutmenge, die bei jedem Schlag vom Herzen ausgeworfen wird.
- Verbesserte Versorgung des Herzens mit Sauerstoff und Nährstoffen.
- Verbesserung der Erholungsfähigkeit nach körperlichen Belastungen.
- Normalisierung des Blutdrucks.

Wirkungen auf den Stoffwechsel:

- Verbesserung des gesamten Stoffwechsels.
- Senkung der Blutfette, insbesondere des Cholesterins (Senkung des „schlechten" LDL-Cholesterins, Vermehrung des „guten" HDL-Cholesterins) und damit Vorbeugung von Arteriosklerose.
- Beschleunigung des Abtransports von Schlackenstoffen.

Weitere wichtige Wirkungen:

- Verbesserte Durchblutung und Versorgung der Skelettmuskulatur mit Nährstoffen und damit eine Entlastung des Herzens.
- Verbesserung der Fließeigenschaften des Blutes und damit Verringerung der Thromboseneigung.
- Verbesserte Atmung und Lungenfunktion.

Insgesamt bewirkt regelmäßiges Walking eine generelle Verbesserung der Herz-Kreislauf-Funktionen und vermindert das Risiko eines Herzinfarkts erheblich.

Regelmäßige Ausdauerbelastungen wirken auch altersbedingten Leistungseinbußen von Herz, Kreislauf, Atmung und Stoffwechsel entgegen und tragen deshalb zu einer guten körperlichen Leistungsfähigkeit bis ins hohe Alter bei.

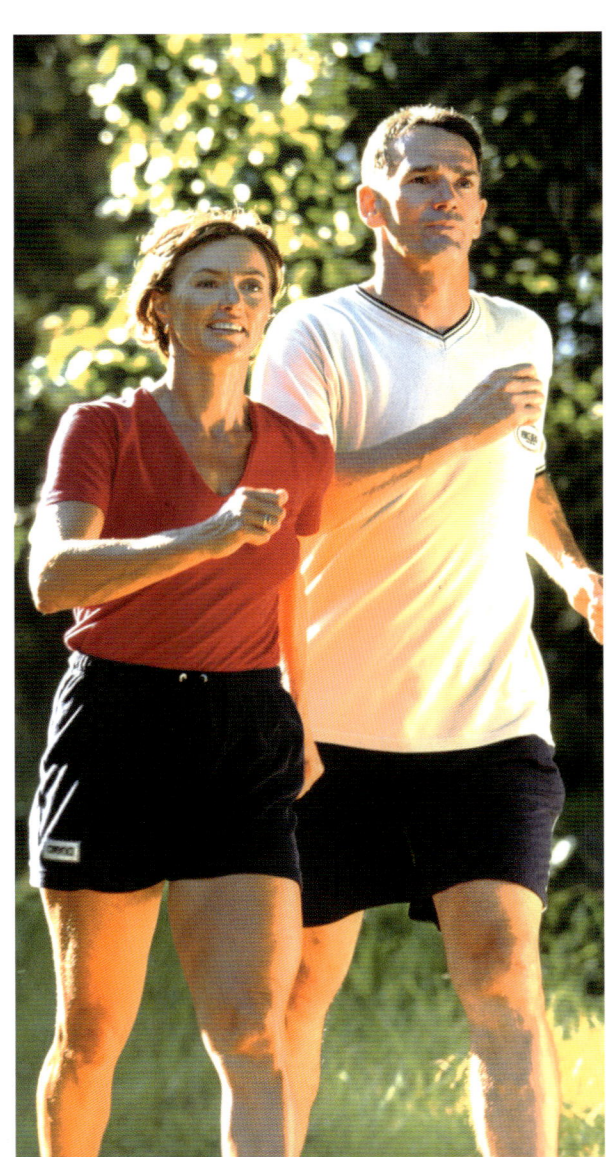

INFORMATIONSBLÄTTER

Information 17
Sicherheitsaspekte beim Walking

Walking ist eine sanfte Ausdauersportart, die sich für alle Leistungs- und Altersgruppen eignet. Die Belastung beim Walking ist gut zu dosieren und die Beanspruchung für Gelenke, Sehnen, Bänder und Wirbelsäule fällt geringer aus als bei vielen anderen Ausdauersportarten (z. B. Jogging). Auch Sporteinsteiger, Übergewichtige oder Ältere können diese Sportart unter fachkundiger Anleitung gefahrlos ausüben.

Um die gefahrlose Ausübung von Walking zu gewährleisten und um prekären Situationen schon im Vorfeld vorzubeugen, sind ein paar wesentliche Tipps zu beachten:

• Ab dem 40. Lebensjahr sollten Sie sich einer ärztlichen Untersuchung unterziehen. Beginnen Sie erst mit Walking, wenn Sie einen ärztlichen Check-up absolviert haben.

• Achten Sie auf den Witterungsbedingungen angepasste Kleidung (nicht zu warm und immer etwas zum Überziehen mitnehmen).

• Verzichten Sie u. U. bei Glatteis, nahendem Gewitter und zu hohen Ozonwerten auf das Walking.

• Kontrollieren Sie Ihre Belastung (Herzfrequenz) und suchen Sie bei auftretenden Schmerzen in der Brust, eventuell mit Armausstrahlung in die linke Körperregion oder begleitet von Atemnot, sofort einen Arzt auf!

• Walken Sie nie mit einem Infekt (z. B. begleitet durch Halsschmerzen, Schnupfen usw.) oder leichtem Fieber.

• Walken Sie möglichst zu zweit und nehmen Sie nach Möglichkeit ein Handy mit.

• Fühlen Sie sich noch etwas unsicher beim Walken und müssen Sie sich noch zu sehr auf die Technik konzentrieren, wählen Sie einen Weg mit wenig Unebenheiten aus.

Information **18**
Bewegungsaktivitäten nach dem Kurs

Nach Beendigung des Walking-Kurses sollten Sie nun einen Einstieg in einen bewegungsaktiven Lebensstil finden und keinesfalls Ihre sportlichen Aktivitäten wieder abbrechen.

Beantworten Sie für sich die folgenden Fragen.

Wo habe ich nach dem Kurs die Möglichkeit, weiterhin sportlich aktiv zu sein?

• Name des Vereins ....

• Titel des Angebots bzw. Name der Gruppe ....

  ....

• Name des Kursleiters ....

• Ort und Zeit des Angebots ....

Welche Bewegungsaktivitäten nach dem Kurs sind für mich möglich?

• ....

• ....

• ....

• ....

• ....

• ....

• ....

Information **19**
Weitere Informationen zum Walking

Bücher

Bös, K. & Saam, J. (2001). *Tipps für Walking* (4. völlig überarbeitete Auflage). Aachen: Meyer & Meyer Verlag.
In diesem Büchlein finden Sie viele Informationen rund ums Walking. Preis ca. € 10,-

Wenn Sie mehr wissen möchten:
Bös, K. (2000). *Handbuch für Walking.* Aachen: Meyer & Meyer Verlag.
(doppelt so dick und doppelt so teuer)

Wenn Sie die Gehschule und auch Aspekte des propriozeptiven Trainings nochmals nachlesen wollen:

Mommert-Jauch, P. (2000). *Körperwahrnehmung und Schmerzbewältigung.* Heidelberg: Springer Verlag.

Wissenschaftliche Artikel

Bös, K. (2000). Walking in der stationären Rehabilitation. *Zeitschrift für Gesundheitssport und Sporttherapie*, 4, 134-139.

Bös, K. & Schott, N. (1997). Belastungsparameter beim Walking. *Deutsche Zeitschrift für Sportmedizin*, 48, 4, 145-154.

Multimedia- und Softwareproduktionen

Walking-Test Software mit computergestützter Trainingsanleitung. Karlsruhe, 2000.

Walking-Video. 15 Minuten Video zur Walking-Technik. Darmstadt, 1995.

Walking-CD. CD mit Informationen rund ums Walking. Karlsruhe, 2002.

Broschüren

Bös, K. (Autor) (2002). *Walking-Broschüre des DLV*. Darmstadt.

Internet

www.walking.de
Homepage des Deutschen Walking Instituts mit Infos rund ums Walking

INFORMATIONSBLÄTTER

Deutsches Walking-Institut
Luisenstr. 4
78073 Bad Dürrheim
http://www.walking.de

Universität Karlsruhe (TH) Institut für Sport und Sportwissenschaft
Kaiserstr.12
76128 Karlsruhe
http://www.uni-karlsruhe.de/~sportwiss

Deutscher Turner-Bund
Otto-Fleck-Schneise 8
60528 Frankfurt/M.
http://www.dtb-online.de

Deutscher Leichtathletik-Verband
Alsfelder Straße 27
64289 Darmstadt
http://www.leichtathletik.de

Nordic Walking Exel GmbH
Meisenstr.3
83101 Rohrdorf
http://www.nordicwalking.com

Polar Electro GmbH Deutschland
Hessenring 24
64572 Büttelborn
http://www.polar-deutschland.de

ISR – Institut für Sport und Rehabilitation
Humboldtstr. 34
78166 Donaueschingen
E-Mail: pmjisr@web.de

Bildnachweis

Titelfoto:	U 1 jump Fotoagentur, Hamburg
	U 4 POLAR Electro GmbH, Büttelborn
Fotos im Innenteil:	POLAR Electro GmbH, Büttelborn und Foto-Design-Agentur
	Volker Minkus, Isernhagen
Titelgestaltung:	Jens Vogelsang, Aachen

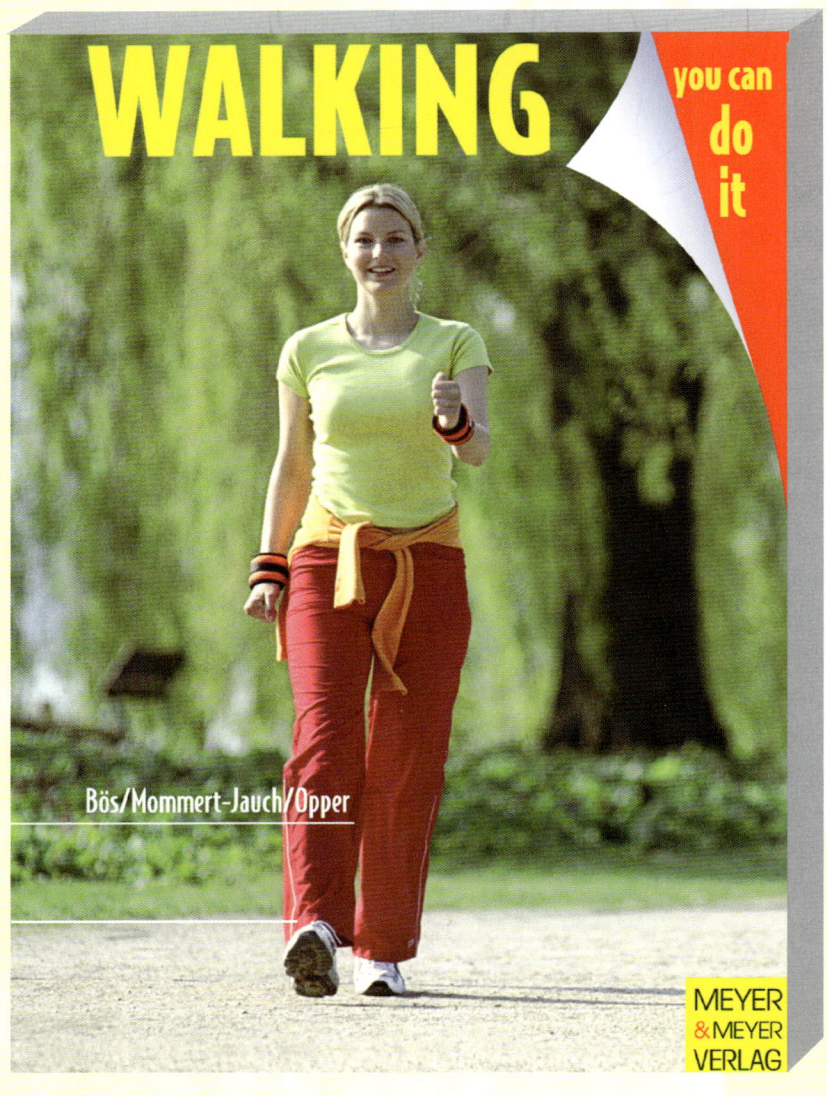

You can do it

Klaus Bös, Petra Mommert-Jauch & Elke Opper

Walking

144 Seiten, in Farbe
107 Fotos
Paperback mit Fadenheftung
14,8 x 21 cm
ISBN 3-89899-017-6
€ 14,95 / SFr 25,90

Die ideale Ergänzung für Ihre Kursteilnehmer:

Zusätzlich zu den Büchern für Kursleiter erscheinen alle DTB-Manuals auch in einer Ausgabe für Endverbraucher mit allen nötigen Infos und zum selbstständigen Lernen und Trainieren.

Weitere Kursmanuals in unserem Programm:

✘ Nordic Walking

✘ Rückentraining – sanft und effektiv

✘ Feel well Woman

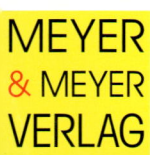

MEYER & MEYER VERLAG

MEYER & MEYER Verlag | Von-Coels-Straße 390 | D-52080 Aachen | Fax + 49 (0)2 41-9 58 10-10